AF306667

Pooja Sonwane
Dayanand Chole
Sriniwas Bakle

Agentes Remineralizadores

Pooja Sonwane
Dayanand Chole
Sriniwas Bakle

Agentes Remineralizadores

Uma visão geral dos agentes remineralizadores
na medicina dentária

ScienciaScripts

Imprint

Any brand names and product names mentioned in this book are subject to trademark, brand or patent protection and are trademarks or registered trademarks of their respective holders. The use of brand names, product names, common names, trade names, product descriptions etc. even without a particular marking in this work is in no way to be construed to mean that such names may be regarded as unrestricted in respect of trademark and brand protection legislation and could thus be used by anyone.

Cover image: www.ingimage.com

This book is a translation from the original published under ISBN 978-620-7-99814-2.

Publisher:
Sciencia Scripts
is a trademark of
Dodo Books Indian Ocean Ltd. and OmniScriptum S.R.L publishing group

120 High Road, East Finchley, London, N2 9ED, United Kingdom
Str. Armeneasca 28/1, office 1, Chisinau MD-2012, Republic of Moldova, Europe
Printed at: see last page
ISBN: 978-620-8-03279-1

Índice

Introdução

G. V. Black afirmou uma vez que, **"O dia está certamente a chegar .... em que nos dedicaremos à medicina dentária preventiva em vez de reparadora"**.

A cárie dentária continua a ser a doença mais comum e totalmente evitável que a humanidade enfrenta. É uma doença pandémica que afecta os dentes, caracterizada por desmineralização e cavitação. O seu impacto varia desde um pequeno incómodo que requer a remoção cirúrgica da cárie e tratamento restaurador até uma dor excruciante, perda da função mastigatória e comprometimento da estética facial. O termo cárie tem origem na palavra latina "rot" ou "podre", o que levou os investigadores originais dos últimos dois séculos a desenvolver métodos para combater este processo de cárie dentária ou desmineralização.

Em 1993, Shafter definiu a cárie dentária como: "Doença microbiana irreversível dos tecidos calcificados dos dentes, caracterizada pela desmineralização da porção inorgânica e destruição da substância orgânica do dente, que frequentemente leva à cavitação". A sua fisiopatologia não é simplesmente uma perda cumulativa e contínua de minerais do dente, mas sim um processo dinâmico caracterizado por períodos alternados de desmineralização e remineralização. O cerne da investigação e da prevenção da cárie reside na oposição dos termos desmineralização, que é a substituição, e remineralização.

pH crítico:

Stephan demonstrou a acumulação de placa bacteriana após a exposição à glucose e a produção de ácidos na placa bacteriana e a subsequente recuperação do pH da placa bacteriana. O pH crítico é o termo dado ao pH mais elevado no qual se regista uma perda líquida de minerais do esmalte dentário. Os iões de cálcio e fosfato que se perdem do dente difundem-se no fluido da placa dentária e na saliva. Se o ataque ácido for crónico e prolongado, quantidades progressivamente maiores de minerais de cálcio e fosfato difundem-se para fora do dente, fazendo com que a estrutura cristalina do dente diminua de tamanho, enquanto os poros aumentam. Eventualmente, desenvolve-se uma lesão cariosa. A cariogenicidade é medida como a área delimitada pelo ph crítico e pela curva de Stephan mostrada a vermelho na figura 1.

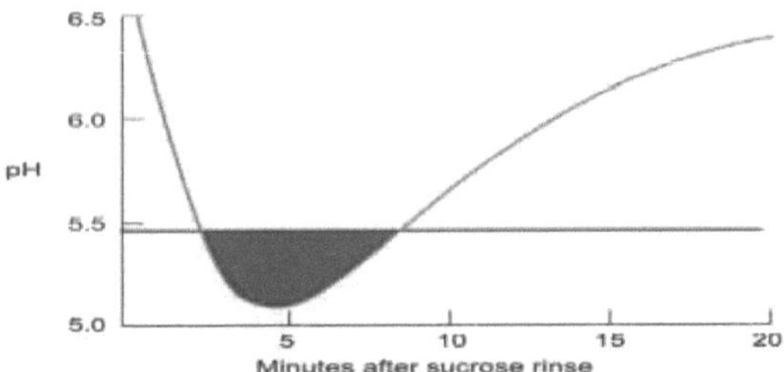

Figure 1. A curva de Stephan

Conceito de equilíbrio de cáries:

A progressão da cárie, em oposição à reversão, consiste num equilíbrio delicado entre os factores - nomeadamente, um desafio ácido gerado por bactérias e uma combinação de inibição da desmineralização e reversão por remineralização. O equilíbrio entre os factores patológicos (como as bactérias e os hidratos de carbono) e os factores protectores (como a saliva, o cálcio, o fosfato e o flúor) é delicado e oscila várias vezes ao dia.[14]

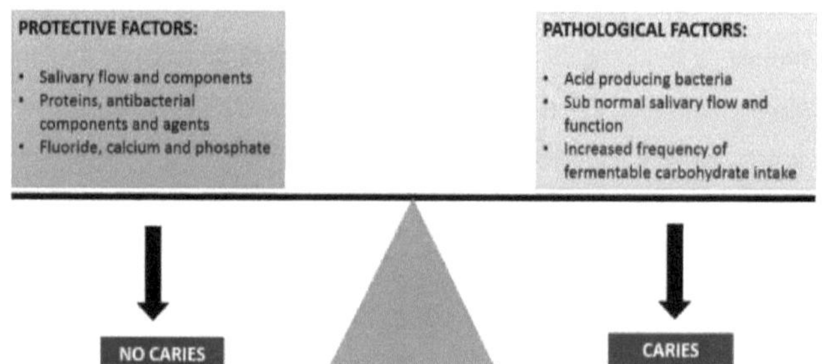

Figure 2.   Ilustração do conceito de equilíbrio de cáries

Desmineralização e Remineralização

O desenvolvimento da lesão cariosa tem sido considerado como um processo dinâmico repetido de desmineralização/ remineralização, que pode ser interrompido ou revertido por factores preventivos no ambiente ou na prática de higiene oral

Desmineralização: "Processo de remoção de iões minerais dos cristais de hidróxido de apetite (HA) dos tecidos duros, por exemplo, esmalte, dentina, cemento e osso."

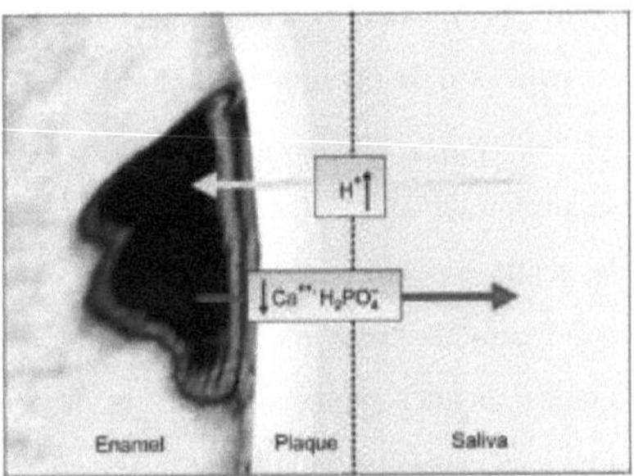

Figure 3. Representação esquemática da interação dos iões hidrogénio (H+), cálcio (Ca++) e fosfato (PO4-) no processo de desmineralização

Remineralização: "Processo pelo qual os iões de cálcio e fosfato são fornecidos a partir de uma fonte externa ao dente para promover a deposição de iões em espaços cristalinos no esmalte desmineralizado para produzir um ganho mineral líquido"

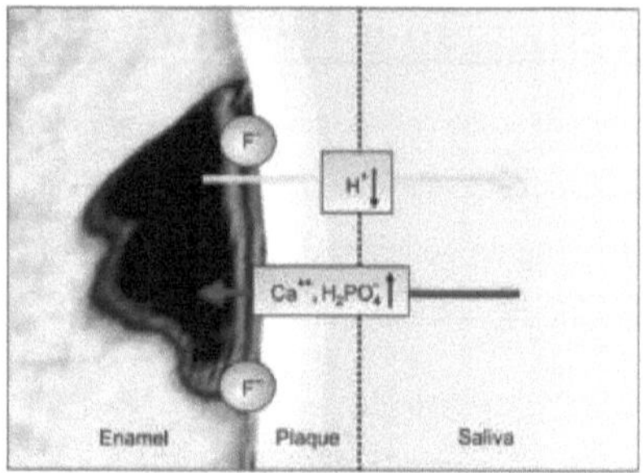

Figure 4. Representação esquemática da interação dos iões fluoreto (F-), hidrogénio (H+), cálcio (Ca++) e fosfato (PO4-) no processo de remineralização

A desmineralização começa ao nível atómico na superfície cristalina no interior do esmalte ou da dentina e pode continuar, a menos que seja interrompida, sendo o ponto final a cavitação. As fases iniciais da lesão cariosa são caracterizadas por uma dissolução parcial do tecido, deixando uma camada superficial mineralizada com 2-50 μm de espessura e uma lesão subsuperficial com uma perda mineral de 30-50% que se estende ao esmalte e à dentina. Num exame clínico, a lesão terá um aspeto branco calcário e amolecido.

Na prática, o objetivo é parar o processo na fase de lesão de mancha branca, quando a intervenção ainda pode ser não cirúrgica. Se a lesão avançar, a camada externa do esmalte pode eventualmente cavitar. Nesta altura, a lesão não é reversível e requer intervenção cirúrgica. Além disso, com a recessão gengival, a exposição radicular e a perda de cemento, as áreas cervicais são mais propensas à desmineralização.

Ao longo da vida humana, o esmalte e a dentina passam por ciclos ilimitados de desmineralização e remineralização (fig. 3). Os ácidos localizados produzidos pela placa bacteriana após um desafio cariogénico, baixam o pH da superfície do dente e começam a difundir-se para o interior do dente, lixiviando o cálcio e o fosfato do esmalte. Nesta altura, o pH da placa pode ter descido para 4,0-4,5. Esta perda de minerais leva ao enfraquecimento das propriedades mecânicas e pode levar à cavitação. Quando o pH oral regressa a um valor próximo do neutro, os iões Ca^{2+} e PO_4^{3-} presentes na saliva incorporam-se nas camadas minerais empobrecidas do esmalte como nova apatite. As zonas desmineralizadas na estrutura cristalina actuam como locais de nucleação para a deposição de novos minerais.

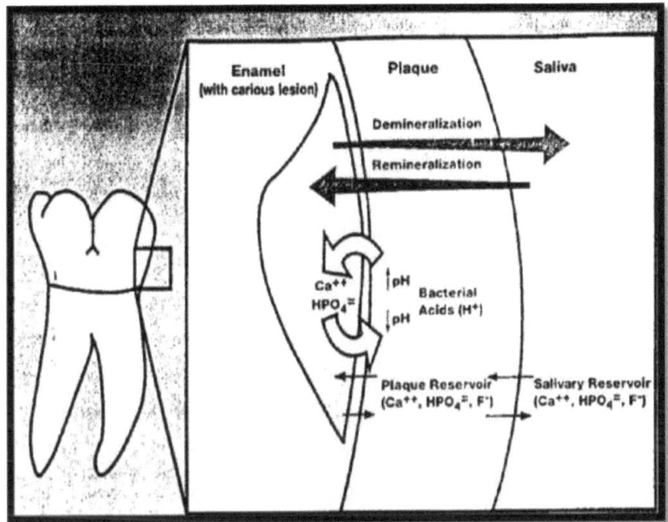

Figure 5. Ciclo de desmineralização e remineralização no esmalte

Este ciclo depende fundamentalmente da solubilidade do esmalte e dos gradientes iónicos.

O processo de desmineralização pode ser revertido se o pH for neutralizado e se houver iões Ca^{2+} e PO_4^{3-} suficientes na saliva para inibir o processo de dissolução através do efeito iónico comum. Isto permite a reconstrução dos cristais de apatite parcialmente dissolvidos e é designado por remineralização. À medida que o pH aumenta novamente após um ataque ácido, o ambiente aquoso da superfície do esmalte regressa gradualmente a um estado de super saturação em relação a ambas as apatitas, o que, por sua vez, induz uma reprecipitação do mineral na área danificada.

A dentina cariada pode ser classificada em dentina infetada por cárie externa e dentina afetada por cárie interna. Ao contrário da dentina infetada por cárie, as fibrilhas de colagénio da dentina afetada por cárie ainda apresentam ligações cruzadas intermoleculares e padrões distintos de bandas cruzadas quando examinadas por microscopia eletrónica de transmissão e, por conseguinte, são fisiologicamente remineralizáveis.

A dentina é composta por cerca de 30 volume (%) de fibrilhas de colagénio tipo I e proteínas não colagénicas que formam uma estrutura reforçada com apatite, que representa 50% da matriz, sendo o restante fluido. A apatite na dentina tem um tamanho de cristalito muito menor, maior conteúdo de carbonato e é mais suscetível à dissolução ácida do que a apatite do esmalte. Assim, quando o processo carioso entra na dentina, a taxa de desmineralização é acelerada. Para além disso, o elevado conteúdo orgânico da dentina torna a sua remineralização um processo muito mais complexo do que a remineralização do esmalte.

A remineralização dentária pode ter lugar se o pH do ambiente adjacente ao dente for elevado devido a

1. Baixa concentração de bactérias cariogénicas
2. Disponibilidade de fluoreto
3. Elevada taxa de secreção salivar
4. Forte capacidade tampão salivar

5. Presença de iões inorgânicos na saliva

6. Lavagem rápida dos alimentos retidos

Para que a remineralização do esmalte ocorra, as seguintes condições ou eventos devem ocorrer ao mesmo tempo:

1. Deve estar presente na saliva uma quantidade suficiente de minerais.

2. Deve ser produzida uma molécula de ácido carbónico.

3. A molécula de ácido carbónico tem de ser produzida na proximidade de uma molécula mineral. Tudo isto tem de ocorrer na proximidade de um ponto desmineralizado na estrutura da hidroxiapatite (HAP).

4. Esse local do dente deve estar limpo, para que o local com deficiência mineral seja acessível.

5. O ácido carbónico deve converter-se em dióxido de carbono e água antes que qualquer uma das circunstâncias acima se altere.

Desafios

Existem vários desafios para estabelecer a eficácia clínica dos agentes de remineralização:

1. Devem demonstrar um benefício para além de um agente estabelecido e altamente eficaz, nomeadamente o flúor.

2. Devem proporcionar um benefício remineralizante para além das propriedades remineralizantes naturais da saliva.

3. Os constituintes orgânicos da saliva podem servir como aceleradores e inibidores do processo de remineralização. Os dentes são cobertos pela película adquirida, que tem demonstrado retardar a remineralização.

4. Se a pastilha elástica sem açúcar for o veículo de administração, a pastilha elástica tem um efeito remineralizante importante por si só, o que torna mais difícil demonstrar um benefício adicional quando se utiliza a pastilha elástica como veículo de administração.

5. Demasiado de uma coisa boa pode perturbar a homeostase da mineralização da boca e favorecer a formação de cálculos.

6. Pode haver problemas de compatibilidade dos ingredientes. Os produtos são concebidos para fornecer um novo agente (i.e., iões de cálcio) e fluoreto simultaneamente a partir de produtos monofásicos e podem apresentar desafios de formulação, tais como a compatibilidade de fluoreto a longo prazo.

7. Os modelos pré-clínicos podem não ser necessariamente preditivos do desempenho clínico destes agentes não fluoretados e os novos agentes ainda requerem validação clínica direta para garantir a eficácia.

Requisitos ideais de um material de remineralização[11]

1. Difunde-se na subsuperfície ou fornece cálcio e fosfato para a
    subsuperfície.
2. Não fornece um excesso de cálcio.
3. Não favorece a formação de cálculos.
4. Funciona com um pH ácido.
5. Funciona em doentes com xerostomia.
6. Reforça as propriedades remineralizantes da saliva.

Agentes Remineralizadores

Classificação:[11]

Os agentes remineralizadores foram amplamente classificados em

1. Fluoretos
2. Agentes remineralizadores não fluoretados
    I. Fosfato tricálcico alfa (TCP) e beta TCP (β-TCP)
    II. Fosfato de cálcio amorfo
    III. CPP-ACP
    IV. Fosfosilicato de sódio e cálcio (vidro bioativo)
    V. Xilitol
    VI. Fosfato dicálcico desidratado (DCPD)
    VII. Nanopartículas para remineralização
        a. Nanopartículas de fluoreto de cálcio
        b. Nanomateriais à base de fosfato de cálcio.
        c. Nano partículas de HAP
        d. Nanopartículas ACP
        e. Materiais de vidro nanobioactivos
    VIII. Polidopamina
    IX. PA
    X. Oligopeptídeos
    XI. Teobromina
    XII. Arginina
    XIII. Peptídeos de auto-montagem
    XIV. Remineralização induzida por campo elétrico

Fluoreto

Os fluoretos são introduzidos no ambiente oral através da aplicação pessoal (dentífricos, enxaguamentos) ou profissional (vernizes, espumas, géis e materiais de restauração que libertam fluoreto).

Bibby, em 1942, foi o primeiro a demonstrar que a aplicação profissional repetida de fluoreto de sódio ou de potássio nos dentes de crianças reduzia significativamente a prevalência de cáries. Os três agentes tópicos habitualmente utilizados são o fluoreto de sódio, o fluoreto de fosfato acidulado e o fluoreto estanoso. Vários veículos aplicados profissionalmente são soluções aquosas e géis que têm sido utilizados desde a década de 1960.

Dois terços do flúor aplicado por agentes fluoretados tópicos perdem-se no espaço de dias. Uma abordagem para ultrapassar este obstáculo foi incorporar o flúor num verniz - como material de revestimento. Duraphat, o primeiro verniz fluoretado, foi introduzido na Alemanha em 1964. O primeiro estudo in vitro e in vivo documentado foi efectuado por Koch e Peterson em 1972 e Hetzer e Irmisch em 1973.

A utilização de bochechos com flúor foi descrita pela primeira vez por Bibby et al em 1946. Os bochechos com flúor incluem o fluoreto de sódio, o fluoreto de sódio acidificado e os bochechos com fluoreto estanoso. Os iões de flúor promovem a formação de fluorapatite no esmalte na presença de iões de cálcio e fosfato produzidos durante a desmineralização do esmalte pelos ácidos orgânicos das bactérias da placa bacteriana. Os iões fluoreto podem também promover a remineralização do esmalte previamente desmineralizado se existirem iões de cálcio e fosfato salivares ou da placa bacteriana em quantidade suficiente.

A terapia com flúor na prevenção da cárie dentária foi desenvolvida sob a forma de verniz, gel, enxaguatório bucal e pasta de dentes. O declínio da cárie tem sido atribuído à eficácia cariostática do flúor. Foi recomendada a quantidade de 0,7µg/ml (ppm) na água potável. Esta quantidade pode variar entre 0,7 ppm em climas mais quentes e 1,2 em climas mais frios. Os géis, vernizes, enxaguamentos e/ou pastas de profilaxia podem contribuir para os sistemas de remineralização.

As implicações clínicas recomendam o seguinte para as pessoas em risco de desenvolver cáries dentárias:

- 2,26% de verniz fluoretado
- ou 1,23% de flúor em gel
- ou um gel de flúor a 0,5 por cento, de uso doméstico, sujeito a receita médica
- ou bochechos com 0,09% de flúor para pacientes com 6 anos ou mais.

Como parte da abordagem dos cuidados baseada em provas, estas recomendações clínicas devem ser integradas no julgamento do médico e nas necessidades do doente

Mecanismos dos fluoretos:[16]

Quando o flúor é aplicado no substrato dentário, por cada dois iões de flúor, são necessários dez iões de cálcio e seis iões de fosfato para formar uma célula unitária de fluorapatite (Ca_{10} (PO) F_{462}). O ião fluoreto livre combina-se com o H^+ para produzir fluoreto de hidrogénio, que migra através da placa bacteriana acidificada. Esta forma ionizada é lipofílica e pode penetrar facilmente nas membranas bacterianas. O citoplasma bacteriano é relativamente alcalino, o que força a dissociação de H^+ e F^-. O ião fluoreto inibe várias enzimas celulares (enolase, ATPase extrusora de protões) que são fundamentais para o metabolismo do açúcar. Os iões de hidrogénio acidificam simultaneamente o citoplasma, abrandando assim as actividades celulares e inibindo a função bacteriana.

O flúor integrado na superfície do esmalte (como fluorapatite, FAP) torna o esmalte mais resistente à desmineralização do que o HAP durante o desafio ácido. A fluorapatite é menos solúvel devido à incorporação de flúor e à lavagem do carbonato. A saliva fluoretada não só diminui o pH crítico, como também inibe ainda mais a desmineralização do fluoreto de cálcio depositado na superfície do dente. Desde os anos 80 que se sabe que o flúor controla a cárie predominantemente através do seu efeito tópico e não sistémico.

O mecanismo pelo qual o flúor aumenta a resistência à cárie pode resultar tanto de aplicações sistémicas como tópicas de flúor e funciona principalmente através de mecanismos tópicos que incluem:

1. Aumento da resistência do esmalte ou redução da solubilidade do esmalte.
2. Aumento da taxa de maturação pós-eruptiva.
3. Remineralização de lesão incipiente.
4. Interferência com microrganismos.
5. O flúor é um inibidor da desmineralização.
6. Modificação da morfologia dentária.

1. Aumento da resistência do esmalte ou redução da solubilidade do esmalte.

Se o flúor estiver presente no fluido da placa bacteriana quando as bactérias produzem ácidos, penetrará juntamente com os ácidos na subsuperfície, adsorver-se-á à superfície dos cristais de apatite e protegerá os cristais da dissolução. Este revestimento torna os cristais semelhantes à fluorapatite (pH crítico de 4,5), assegurando que não ocorre desmineralização até que o pH atinja este ponto.

O flúor presente em solução em níveis baixos entre os cristais do esmalte pode inibir acentuadamente a dissolução do mineral do dente pelo ácido. Este flúor provém de fontes tópicas, como a água potável, e de produtos com flúor, como pastas de dentes e vernizes. O flúor, que é incorporado sistematicamente no dente, é insuficiente para ter um efeito mensurável na sua solubilidade ácida.

O flúor inibe a desmineralização de várias maneiras, como:

- Reduzindo a produção de ácido bacteriano e a acidificação.
- Reduzindo a solubilidade de equilíbrio da apatite.
- Através da fluoretação das superfícies cristalinas da apatite, reduz-se a taxa de dissolução, independentemente de haver ou não uma redução da solubilidade do material a granel.

2. Aumento da taxa de Maturação Pós-Eruptiva.

A maior importância do flúor para o processo de maturação reside na sua capacidade de aumentar a taxa de mineralização das áreas hipomineralizadas. Os dentes recém-erupcionados têm frequentemente áreas hipomineralizadas que são propensas a cáries dentárias. Além disso, toda a superfície do esmalte está no seu grau máximo de suscetibilidade à cárie assim que aparece na boca. O flúor aumenta a taxa de mineralização ou maturação pós-eruptiva destas áreas. O material orgânico também é depositado na superfície do esmalte para aumentar ainda mais a sua resistência à cárie dentária. Tanto os iões minerais como o material orgânico são depositados pela saliva. Forma-se um dente menos solúvel, mais resistente ao ataque ácido e menos propenso a cáries.

Os iões fluoreto, quando substituídos no cristal de hidroxiapatite, encaixam mais perfeitamente no cristal do que os iões hidroxilo. Este facto, associado ao maior potencial de ligação do flúor, torna os cristais de apatite mais compactos e mais estáveis. Estes cristais são assim mais resistentes à dissolução ácida que ocorre durante a iniciação da cárie. Este efeito é ainda mais evidente quando o pH do ambiente do esmalte diminui devido à perda momentânea de quantidades mínimas de flúor do esmalte em dissolução e à sua reprecipitação quase simultânea como fluorhidroxiapatite.

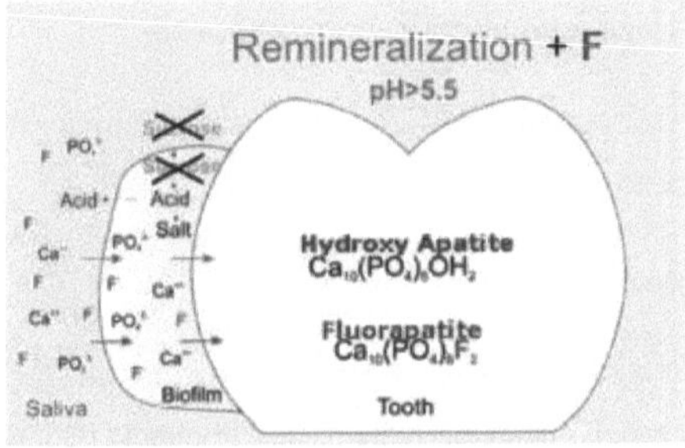

Figure 6. Formação de fluorapatite

3. Remineralização de lesões incipientes

O flúor também desempenha um papel importante na redução da cárie dentária, aumentando a remineralização. A remineralização é um processo dinâmico que resulta numa redução da solubilidade do esmalte. Este aumento da resistência do esmalte é conseguido através do crescimento de cristais que se tornam maiores do que os existentes no esmalte desmineralizado ou sólido. Estes cristais maiores são mais resistentes ao ataque ácido.

A solução remineralizante mais eficaz contém flúor em combinação com iões de cálcio e fosfato provenientes de duas fontes, a saliva e o mineral do dente dissolvido durante a desmineralização.

A composição do esmalte remineralizado é diferente do esmalte normal e pode variar de acordo com as condições empregues para produzir a remineralização. No caso de ser utilizado fluoreto estanoso, podem ser depositados compostos de estanho na lesão. O flúor aumenta a taxa de remineralização a partir de soluções de fosfato de cálcio. A remineralização de manchas brancas é aumentada em duas vezes.

4. O flúor como inibidor da desmineralização:

Ca^{2+} , PO_4 e OH com fluoreto diminuem a taxa de desmineralização.

5. Interferência com microrganismos:

Sabe-se que o flúor inibe o processo enzimático bacteriano envolvido no metabolismo dos hidratos de carbono. O flúor interfere com as bactérias orais de duas formas:

- Em concentrações elevadas, o flúor é bactericida. É provavelmente por esta razão que o flúor ajuda a reduzir a placa bacteriana.
- Em concentrações mais baixas, o flúor é bacteriostático. Ajuda a controlar o crescimento das bactérias sem as destruir. O flúor aloja-se na placa bacteriana e inibe as enzimas bacterianas responsáveis pelo metabolismo ácido.

A diferença de pH entre o meio externo e o citoplasma intracelular - "efeito do pH do flúor" - é pertinente para a absorção de flúor pelas células bacterianas. Quando o pH externo se torna mais ácido, o gradiente de pH aumenta. Como o fluoreto se difunde para o interior das células sob a forma de ácido fluorídrico, a sua concentração também aumenta à medida que o pH desce e, consequentemente, há mais ácido fluorídrico disponível para absorção celular. A absorção de ácido fluorídrico continuará até que a concentração de ácido fluorídrico no compartimento externo e interno seja igual. Quanto maior for a diferença de pH, mais fluoreto será absorvido pelas células. Este aloja-se na placa bacteriana e inibe as enzimas bacterianas responsáveis pelo metabolismo ácido.

O flúor também inibe as enzimas ao inativar a porção coenzimática do sistema da enolase e, especificamente, ao inibir a conversão do ácido 2-fosfoglicérico em ácido (enol) fosfopirúvico, pensa-se que protege contra a degradação dos hidratos de carbono. Mas o nível de flúor ingerido é baixo e o fator de diluição pela saliva, bem como a depuração oral, é muito mais elevado em comparação com este mecanismo, que é geralmente considerado insignificante.

6. Modificação da morfologia dentária.

Existe uma relação direta entre a quantidade de flúor ingerida durante o desenvolvimento do dente, existindo algumas provas que sugerem a formação de um dente mais resistente às cáries, que é ligeiramente mais pequeno e tem fissuras menos profundas.

Os diâmetros e as profundidades das cúspides dos dentes são menores se o flúor estiver presente durante o desenvolvimento do dente. Tais mudanças na morfologia tenderiam a diminuir a suscetibilidade à cárie dos dentes, tornando-os mais autolimpantes. O nível reduzido de cáries oclusais encontrado em áreas fluoretadas pode ser parcialmente atribuído à melhoria da morfologia das superfícies oclusais.

<u>**Métodos de administração de flúor**</u>[16]

A. Sistémico.

    1. Fluoretação da água.

        a. Fluoretação comunitária da água.

        b. Fluoretação da água das escolas.

    2. Suplementos alimentares.

        a. Comprimidos e gotas de flúor.

        b. Sais fluoretados.

        c. Leite fluoretado.

B. Tópicos.

    1. Os aplicados por profissionais.

        a. Soluções tópicas e géis.

        b. Vernizes com flúor.

        c. Pasta de profilaxia com flúor.

    2. Agentes fluoretados auto-aplicáveis.

        a. Dentífricos com flúor.

        b. Bochechos com flúor.

        c. Géis de flúor.

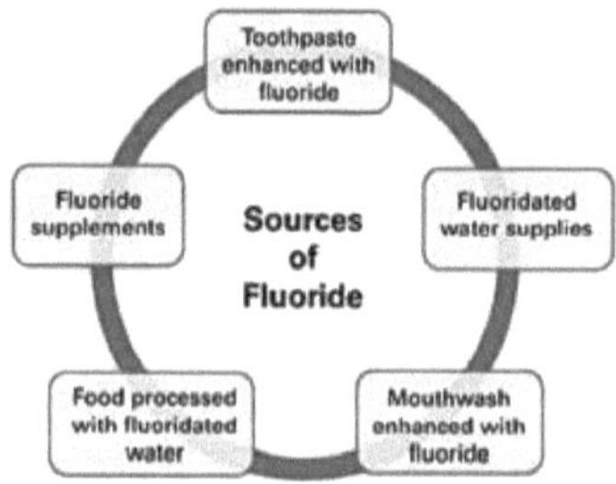

Figure 7. Fontes de fluoreto

I. Administração sistémica de fluoreto[16]

A. Fluoretação da água

1. Fluoretação comunitária da água:

A fluoretação da água é definida como "o aumento da concentração de iões fluoreto num abastecimento público de água de forma a que a concentração de iões fluoreto na água possa ser mantida consistentemente a uma parte por milhão (ppm) em peso para prevenir a cárie dentária com a possibilidade mínima de causar fluorose dentária".

As diretrizes da OMS de 1984 sugeriam que, em áreas com um clima quente, a concentração ideal de fluoreto na água potável deveria permanecer abaixo de 1 mg/litro (1 ppm), enquanto que em climas mais frios poderia ir até 1,2 mg/litro. [Um intervalo de 0,7-1,2 ppm].

Compostos de fluoreto utilizados na fluoretação da água

As principais formas de adição de fluoretos à água de abastecimento público variam consoante o local e são as seguintes:

a. Espatoflúor
b. Fluoreto de sódio
c. Silicofluoretos
d. Silicofluoreto de sódio
e. Ácido hidrofluorosilícico
f. Silicofluoreto de amónio

Embora existam provas para fundamentar as alegações de que a fluoretação da água é eficaz na redução da taxa de cárie, os países europeus mostraram um declínio na cárie dentária na ausência de fluoretação da água. A fluoretação da água, que é a adição artificial de flúor, pode ser considerada uma violação do direito constitucional do cidadão individual de recusar tratamento médico. Métodos alternativos de administração de flúor podem ser um modo mais adequado de administração de flúor, tendo em conta o facto de não violarem os direitos dos cidadãos. Do ponto de vista económico, o flúor sistémico para as crianças é melhor do que a fluoretação da água para toda a comunidade.

2. Fluoretação da água das escolas:

Uma alternativa à fluoretação da água da comunidade é a fluoretação da água potável das escolas. É mais aplicável em escolas rurais, onde a fluoretação da água da comunidade não é viável. Verificou-se que a redução da cárie dentária foi de cerca de 40 %.

Desvantagens:

- As crianças só recebem as prestações quando começam a frequentar a escola [exposição tardia]
- As crianças consomem a água fluoretada apenas quando a escola está a funcionar [exposição abreviada].

Para compensar esta exposição tardia e abreviada, a água da escola é geralmente fluoretada a 4,5 vezes a concentração óptima recomendada para esse local (Quadro 1).

Fluoride concentration (mg/L)	Effects
<1.0	Safe limit
1.0–3.0	Dental Fluorosis
3.0–4.0	Brittle and stiff bones and joints
4.0–10	Dental fluorosis, skeletal fluorosis (pain in neck bones and back)

Quadro 1: Efeito do flúor na água sobre a saúde humana quando consumido durante períodos mais longos

Existem duas grandes preocupações relativamente à fluoretação da água das escolas:

1. Aos 6 anos de idade, todos os dentes, exceto os terceiros molares, estão numa fase avançada de mineralização, reduzindo assim os benefícios pré-eruptivos do flúor.
2. Não existem dados que indiquem a incidência esperada de cáries após a graduação.

B. Suplementos alimentares

a. Comprimidos e gotas de flúor:

Os comprimidos / gotas / pastilhas de flúor podem ser prescritos a doentes individuais ou podem fazer parte de um programa de medicina dentária preventiva de saúde pública escolar ou domiciliária. São também designados por "suplementos de flúor" porque são fabricados sob a forma de comprimidos ou gotas para engolir.

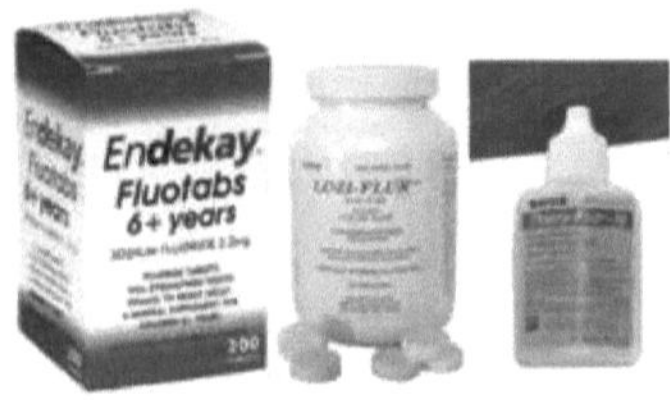

Figure 8. Comprimidos, pastilhas e gotas de flúor

Compostos de fluoreto utilizados:

a. Fluoreto de sódio (mais comummente utilizado)
b. Fluoreto de fosfato acidulado
c. Fluoreto de potássio
d. Fluoreto de cálcio.

Os suplementos contêm uma quantidade medida de fluoreto, normalmente 0,25 mg, 0,5 mg ou 1,0 mg. As gotas de flúor são distribuídas com um conta-gotas e são convenientes para os bebés. Os comprimidos e pastilhas devem ser mastigados, engolidos e engolidos.

Frequência de utilização e dosagem:

Devem ser tomados diariamente de acordo com o esquema de dosagem prescrito. O Conselho de Terapêutica Dentária da Associação Dentária Americana recomenda o esquema de dosagem para suplementos dietéticos de flúor, conforme indicado no quadro 2.

Age	Fluoride Ion Level in Drinking Water (ppm)*		
	<0.3 ppm	0.3-0.6 ppm	>0.6 ppm
Birth-6 months	None	None	None
6 months-3 years	0.25 mg/day**	None	None
3-6 years	0.50 mg/day	0.25 mg/day	None
6-16 years	1.0 mg/day	0.50 mg/day	None

* 1.0 ppm = 1 mg/liter
** 2.2 mg sodium fluoride contains 1 mg fluoride ion.

Tabela 2: Esquema de dosagem recomendado para crianças pela AAPD

A dosagem correta baseia-se na concentração de fluoreto na água potável, na idade e no peso da criança e noutros fluoretos disponíveis. Não deve ser ingerido mais de 1 miligrama de flúor por dia de todas as fontes sistémicas disponíveis.

Vantagens:

A utilização de suplementos dietéticos de flúor desde o nascimento até aos 13 ou 16 anos de idade permite uma redução das cáries de 60% a 65%.

Precauções:

- A ingestão acidental de suplementos de flúor pode causar perturbações gástricas.
- Não devem ser distribuídos mais de 120 comprimidos de fluoreto de sódio de 2,2 mg de uma só vez.

1. Fluoretação do sal:

Introduzido pela Wespi em 1948 na Suíça. Trata-se da adição controlada de flúor, geralmente sob a forma de fluoreto de sódio ou de potássio, durante o fabrico de sal para consumo. A eficácia preventiva das cáries do sal fluoretado é substancial, aproximando-se da eficácia da água fluoretada.

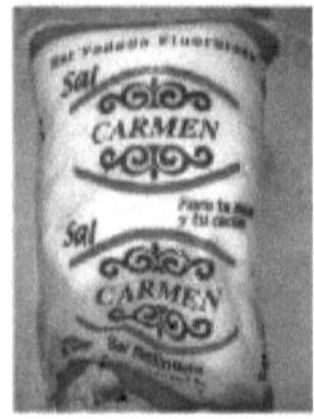

Figure 9. Pacote de sal fluoretado vendido no México

Concentração ideal de fluoreto no sal:

A concentração de flúor no sal baseia-se largamente no consumo médio de sal. O nível de fluoreto deve ser mantido em 200, 250 e 350 mg de fluoreto por kg de sal.

Produção de sal fluoretado:

Para uma prevenção eficaz das cáries, o flúor deve estar presente na forma iónica quando o sal (cloreto de sódio) é dissolvido na água. Existem essencialmente dois processos diferentes de produção de sal:

a. Processamento de lotes
b. Processamento contínuo

Vantagens:

1. Não requer um abastecimento de água comunitário, como no caso da fluoretação da água.
2. Permite aos indivíduos aceitá-la ou rejeitá-la.

Limitações:

1. Pode haver grandes variações no consumo de sal em diferentes grupos de pessoas. O consumo de sal fluoretado é mais baixo quando a necessidade de fluoretos é maior, nos primeiros anos de vida

2. A quantidade de sal fluoretado ingerida pode diminuir com o aumento do consumo de alimentos transformados se os transformadores não utilizarem sal fluoretado.

3. As dificuldades surgem quando existem várias fontes de água potável com uma concentração de fluoreto naturalmente óptima ou excessiva

4. **Requer sal refinado produzido com tecnologia moderna e um elevado nível de especialização técnica.**

2. Leite fluoretado:

A fluoretação do leite é a adição de uma quantidade medida de flúor ao leite engarrafado ou embalado destinado a ser bebido pelas crianças. Na Bulgária, no Chile, na Federação Russa e no Reino Unido, foram introduzidos sistemas de fluoretação do leite escolar em que as crianças consomem diariamente 200 ml de leite fluoretado a um nível de 5 mg/l [5,0 ppm].

Ericsson (1958) mostrou que o flúor era absorvido no intestino tão prontamente do leite quanto da água, refutando a sugestão de que o alto teor de cálcio do leite tornaria o flúor indisponível. No entanto, a ligação do flúor adicionado ao cálcio ou à proteína pode reduzir o efeito tópico do flúor na boca em comparação com o flúor na água.

Desvantagens:

a. O consumo de leite varia consideravelmente, sobretudo entre os diferentes grupos socioeconómicos.
b. Tende a diminuir com a idade, pelo que os benefícios a longo prazo da fluoretação do leite podem ser menores do que os da água fluoretada.
c. Requer um elevado nível de conhecimentos técnicos.
d. A absorção lenta significa que não há efeito tópico.
e. O procedimento pode ser relativamente dispendioso.

II.   FLUORETOS TÓPICOS:[16]

A. Agentes fluoretados aplicados profissionalmente:

a. Soluções aquosas

- o Fluoreto de sódio - 2 %
- o Fluoreto estanoso - 8%

b. Géis de flúor

- o Fluoreto de fosfato acidulado - 1,23

c. Vernizes com flúor

- o Durafat
- o Fluorprotector

d. Pasta profiláctica com flúor

1. Soluções aquosas:

a. Fluoreto de sódio (9500ppm):

O primeiro estudo clínico foi iniciado por Bibby em 1941, utilizando uma solução aquosa de NaF a 0,1%. Após profilaxia e secagem dos dentes, foram efectuadas aplicações de 7-8 minutos, 3 vezes por ano, com intervalos de 3-4 meses. Um ano depois, o incremento de cárie no quadrante experimental era 45% menor do que o encontrado no quadrante de controlo oposto.

Em 1942, knutson iniciou uma série de ensaios clínicos utilizando uma técnica diferente que exigia 4 visitas num curto espaço de tempo. Após profilaxia e secagem, foi aplicada uma solução aquosa de NaF a 2% durante 3 minutos. Concluiu que a redução máxima da cárie era obtida com 4 tratamentos em intervalos semanais e sugeriu que a série de aplicações fosse efectuada nas idades de 3, 7, 10 e 13 anos para coincidir com a erupção dos dentes.

Em média, mostra reduzir as cáries em cerca de 30%. Disponível na forma de pó, gel e líquido. Estão disponíveis comercialmente soluções e géis de NaF a 2% prontos a usar. O composto é recomendado para utilização numa concentração de 2%, que pode ser preparada dissolvendo 0,2 g de pó em 10 ml de água destilada. A solução ou gel preparado tem um pH neutro se for puro e não contaminado e é estável se for armazenado em recipientes de plástico.

Mecanismo de ação:

O fluoreto de sódio reage com os cristais de hidroxiapatite no esmalte para formar fluoreto de cálcio, que é o principal produto final da reação, uma vez que se forma uma camada espessa de fluoreto de cálcio, que interfere com a difusão posterior de fluoreto da solução tópica de fluoreto para reagir com a hidroxiapatite e bloqueia a entrada posterior de iões de fluoreto. Esta paragem súbita da entrada de fluoreto é designada por "efeito de bloqueio". O fluoreto é então lentamente lixiviado do fluoreto de cálcio. Assim, o fluoreto de cálcio actua como um reservatório para a libertação de fluoreto. O fluoreto de cálcio formado reage com os cristais de hidroxiapatite para formar cristais de hidroxiapatite fluoretada para formar hidroxiapatite fluoretada. Esta hidroxiapatite assim formada aumenta a concentração de fluoreto na superfície do esmalte, o que, por sua vez, torna a concentração de fluoreto na superfície do esmalte, o que, por sua vez, torna a superfície do dente resistente ao ataque de cáries através da ação do fluoreto.

Vantagens:

- Quimicamente estável se mantido num recipiente de plástico e sem necessidade de preparar reagente fresco para cada consulta.
- Tem um sabor aceitável

- Não é irritante para a gengiva
- Não descolora os dentes

Desvantagens:

- O paciente deve efetuar 4 visitas num período de tempo relativamente curto à clínica dentária

b. Fluoreto estanoso (SnF2) 8-10% (19.500)

Introduzido por Howell et al em 1955. Grande parte do trabalho realizado sobre o fluoreto estanoso foi levado a cabo por Muhler e os seus colegas após a descoberta de que o fluoreto estanoso administrado na concentração de 10 ppm na água potável dada a ratos alimentados com uma dieta cariogénica era superior a 10 ppm de fluoreto de sódio na redução das cáries. Foi também afirmado que o fluoreto estanoso era 3 vezes mais eficaz do que o fluoreto de sódio na prevenção da dissolução do cálcio e do fósforo do esmalte por ácidos diluídos.

O procedimento recomendado para a aplicação da solução de fluoreto estanoso começa com uma profilaxia completa e secagem dos dentes. Uma solução de 8% de fluoreto estanoso recentemente preparada é aplicada continuamente nos dentes com lã de algodão, de modo a manter os dentes húmidos durante 4 minutos. Esta aplicação é efectuada semestralmente e é conhecida como a técnica de Muhler.

Mecanismo de ação:

Quando o fluoreto estanoso é aplicado em baixa concentração, forma-se hidroxifosfato de estanho, que se dissolve nos fluidos orais e é responsável pelo sabor metálico após a aplicação tópica de fluoreto estanoso. Em concentrações muito elevadas, forma-se trifluoroestanato de cálcio juntamente com o trifluoro fosfato de estanho, responsável pela cárie. O fluoreto de cálcio é também o produto final, tanto em concentrações baixas como altas. O fluoreto de cálcio assim formado reage posteriormente com a apatite hidroxilada e forma-se também uma pequena fração de fluoridroxiapatite.

Vantagens:

- Rápida penetração do fluoreto de estanho e formação de um complexo estanho-fluorofosfato altamente insolúvel nas superfícies do esmalte.
- Marcações mais cómodas, uma vez que necessita de uma aplicação semestral.

Desvantagens:

- A solução aquosa é instável e deve ser preparada de fresco para cada tratamento. Sofre hidrólise e oxidação bastante rápidas e forma hidróxido estanoso e iões estânicos, reduzindo a eficácia do agente.
- Produz uma descoloração dos dentes na zona hipocalcificada
- A solução tem um sabor metálico

A fim de ultrapassar algumas das desvantagens, foi desenvolvido um gel de fluoreto estanoso contendo 0,4% de SnF_2 em metilcelulose e base de glicerina. Este foi aromatizado com canela ou uva e permaneceu estável durante 15 meses. No entanto, para que o ião fluoreto seja libertado, o gel deve ser diluído com água após a sua aplicação nos dentes. Verificou-se que este material era eficaz em doentes com cancro pós-radiação e na redução da descalcificação em torno de bandas em doentes ortodônticos.

2. Géis de flúor:

a. Fluoreto de Fosfato Acidulado (12.300ppm):

A terapia com flúor mais útil. Apresenta-se sob a forma de solução, espuma ou gel. As soluções de fosfato acidulado, contendo 1,23% de fluoreto disponível em ácido ortofosfórico 0,1M a pH 2,8, são aplicadas de forma semelhante à solução de fluoreto estanoso. O pH baixo favorece uma absorção mais rápida do flúor pelo esmalte. Isto remove as manchas exógenas e a placa bacteriana, mas não afecta o potencial cariostático do gel de flúor tópico.

A forma de gel tixotrópico é a forma mais utilizada de APF para aplicações tópicas. Esta forma é mais facilmente introduzida nos espaços interproximais do que os géis convencionais.

Nos últimos anos, passou a estar disponível uma forma de espuma de APF. A principal vantagem das preparações em espuma é o facto de ser utilizada uma quantidade consideravelmente menor de material para um tratamento e, por conseguinte, é provável que sejam inadvertidamente ingeridas menores quantidades por crianças pequenas durante a aplicação profissional.

Mecanismo de ação:

Quando o APF é aplicado nos dentes, provoca inicialmente a desidratação e a contração do volume dos cristais de hidroxiapatite que, após hidrólise, formam um produto intermédio denominado fosfato dicálcico desidratado (DCPD). Este DCPD é altamente reativo com iões fluoreto e começa a formar-se imediatamente quando o APF é aplicado.

O flúor penetra mais profundamente nos cristais através das aberturas produzidas pela contração e leva à formação de fluorapatite. A quantidade e a profundidade do flúor depositado como fluorapatite depende da quantidade e da profundidade a que se forma o DCPD. A partir da conversão de todo o DCPD assim formado em fluorapatite, é necessária uma penetração mais profunda e um fornecimento contínuo de fluoreto. Por este motivo, o APF é aplicado de 30 em 30 segundos e os dentes têm de ser mantidos húmidos durante 4 minutos. Uma vez que uma concentração elevada de fluoreto e um pH baixo favorecem a deposição de fluoreto, verificou-se que a acidificação da solução de fluoreto com ácido fosfórico suprime a dissolução do esmalte, bem como a formação de fluoreto de cálcio, proporcionando um tratamento mais eficaz

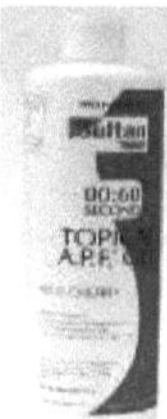

Figure 10. Gel APF tópico

Vantagens:

- Necessita apenas de 2 aplicações num ano
- Tem a capacidade de depositar fluoreto no esmalte a uma profundidade maior do que o NaF neutro ou o SnF
- É estável e pode ser armazenado

Desvantagens:

- De natureza ácida e, portanto, de sabor azedo.

3. Vernizes com flúor:

Um verniz fluoretado é um material aderente aplicado profissionalmente. Não se destina a ser tão permanente como um selante de fissuras, o objetivo é manter o flúor em contacto estreito com o dente durante um período de tempo. Permitem a aplicação de elevadas concentrações de flúor em pequenas quantidades de material. A utilização de verniz fluoretado aumenta a concentração de flúor na saliva, que permanece significativamente mais elevada 2 horas após a sua aplicação do que após a utilização de outros agentes fluoretados.

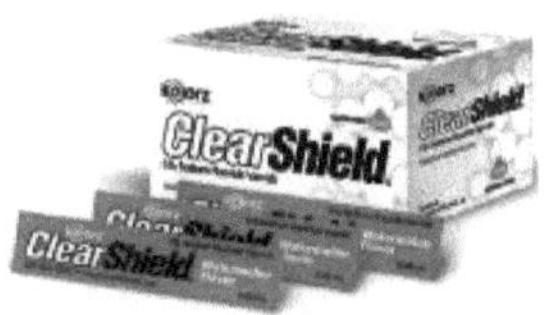

Figure 11. Verniz fluoretado

Existem dois tipos de verniz fluoretado:

a. Duraphat [NaF]:

Foi o primeiro verniz fluoretado a ser testado. Contém 2,26% de NaF ou 22,6 mgF/ml. Trata-se de um verniz viscoso e resinoso que deve ser aplicado num dente seco e limpo. O Duraphat endurece até formar um revestimento castanho-amarelado na presença de saliva.

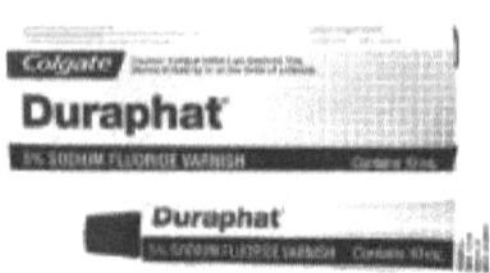

Figure 12. Verniz Duraphat

b. Fluorprotector [fluoreto de silano]:

Foi desenvolvido em 1970. Contém fluoreto de silano 0,7 por cento [7000 ppm de fluoreto] em verniz à base de poliuretano. O protetor de flúor deixa uma película transparente sobre os dentes. Outro verniz que foi testado na Noruega, chamado CAREX, contém uma concentração de flúor mais baixa [1,8% de flúor]. A eficácia preventiva da cárie deste novo verniz foi considerada equivalente à do Duraphat (fig.).

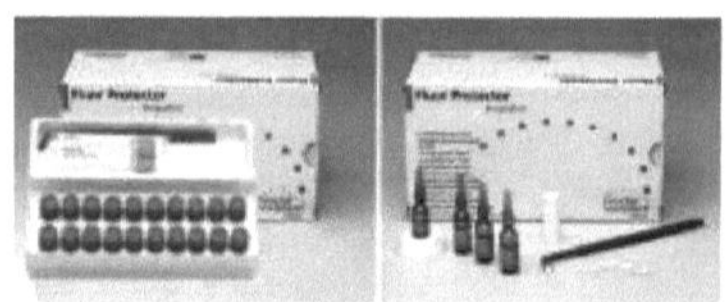

Figure 13. Exemplo de vernizes fluor-protectores

Mecanismo de ação:

Quando o verniz é pintado na superfície do dente, actua como um depósito de flúor a partir do qual os iões de flúor são continuamente libertados. Estes iões reagem com a hidroxiapatite durante um período mais longo, uma vez que o verniz não é rapidamente lavado pela saliva. Isto leva a uma penetração mais profunda e a um efeito anticárie significativo.

Dosagem recomendada:

É necessário um total de 0,3-0,5 ml de verniz para cobrir toda a dentição. 0,5 ml de Duraphat contém 11,3 mgF e 0,5 ml de Fluor protetor contém 3,1 mgF.

4. Pasta profiláctica com flúor:[16]

As principais funções da pasta profiláctica são:

1. Limpar a superfície do dente através da remoção de todos os depósitos exógenos.
2. Polir os tecidos duros dentários, incluindo as restaurações.

A pasta profiláctica contém partículas abrasivas que desgastam os depósitos e os detritos da superfície do dente. Atualmente, estão também disponíveis a pasta APF - dióxido de silicone e a pasta SnF2 - silicato de zircónio. A limpeza dos dentes com uma pasta profiláctica de flúor não deve complementar a aplicação tópica de flúor com soluções ou géis de flúor para crianças que necessitam de aplicações profissionais de flúor. Um polimento completo pode remover uma camada exterior de esmalte fina, mas altamente mineralizada. Se for necessária profilaxia por razões periodontais ou cosméticas, recomenda-se a utilização de pasta profiláctica com flúor, uma vez que pode ajudar a repor os minerais que são desgastados durante o polimento. Podem ter um efeito cariostático modesto.

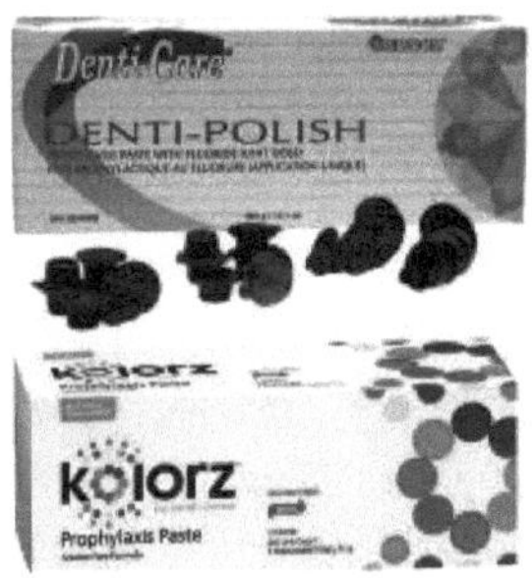

Figure 14. Pasta profiláctica com flúor

B. Agentes fluoretados auto-aplicáveis[16]

1. Dentífricos fluoretados:

Atualmente, a maioria das pastas de dentes contém fluoreto de sódio ou monofluorofosfato de sódio como ingrediente ativo, normalmente numa concentração de 1000-1100 mg F/g.

Compostos de flúor em dentífricos:

a. Dentífricos com fluoreto de sódio:

A Food and Drug Administration (em 1973) aprovou um dentífrico de fluoreto de sódio formulado com um sistema abrasivo de pirofosfato de cálcio e as regras propostas para os dentífricos são de 0,188 a 0,0254% com uma concentração disponível de iões fluoreto de 650 ppm.

b. Dentífricos com fluoreto estanoso:

Não é utilizado porque provoca a coloração dos dentes, a pigmentação das zonas hipoplásicas e das margens das restaurações e tem um sabor metálico e adstringente.

c. Monofluorofosfato de sódio ($Na_2 PO_3 F$):

O monofluorofosfato de sódio (SMFP) foi introduzido no primeiro dentífrico fluoretado da Colgate e permitiu que esta marca obtivesse o selo de aceitação da ADA para proteção contra as cáries em 1968.

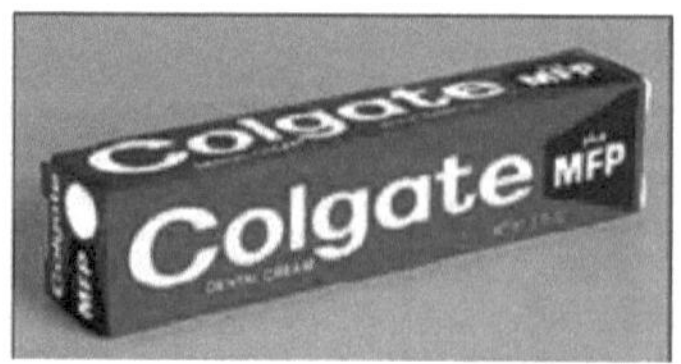

Figure 15. Colgate com SMFP

Ao contrário do fluoreto de sódio, o SMFP não é um sal iónico de fluoreto, mas sim um composto ligado covalentemente que requer ativação enzimática por uma enzima salivar (fosfato alcalino) para libertar fluoreto biodisponível. Devido a esta menor reatividade, o SMFP é compatível com mais abrasivos do que outras fontes de flúor.

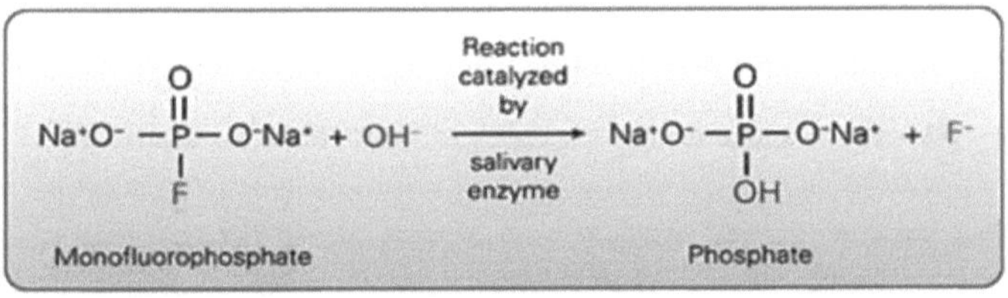

Figure 16. Ativação enzimática da SMFP (a ligação covalente da SMFP tem de ser quebrada para libertar fluoreto biodisponível).

d. Dentífricos com fluoreto de amina:

O metafosfato insolúvel é o agente abrasivo e de polimento cuja abrasividade mínima influencia favoravelmente o potencial de fluoretação dos dentífricos. O dentifrício de fluoreto de amina faz menos espuma do que os dentifrícios de monofluorofosfato. O dentífrico tem propriedades marcadamente superiores no que diz respeito à redução da taxa de dissolução do esmalte, à absorção de flúor pelo esmalte e à atividade antiglicolítica na placa bacteriana, em comparação com o fluoreto de sódio e o monofluorofosfato isolados ou em combinação.

2. Bochechos com flúor:

Os colutórios com fluoreto de sódio são normalmente formulados em concentrações de 0,2% (900 ppm F) para utilização semanal ou 0,05% (225 ppm F) para utilização diária. Estes elixires destinam-se a ser utilizados através do bochecho forçado de 10 ml do líquido à volta da boca durante 60 segundos antes de o expetorar.

Outros bochechos com flúor:

O efeito anticárie dos bochechos com fluoreto estanoso é aproximadamente o mesmo que o dos bochechos com fluoreto de sódio.

Um ensaio clínico de um enxaguamento com fluoreto de amina não mostrou superioridade em relação a um enxaguamento com fluoreto de sódio neutro quando utilizado de acordo com o mesmo regime.

Um bochechos com fluoreto de amónio não foi mais eficaz do que um bochechos com fluoreto de sódio quando ambos foram utilizados diariamente numa forma acidulada.

Mecanismo de ação:

O flúor altera a estrutura do esmalte dos dentes de predominantemente hidroxiapatita para fluorapatita. O flúor pode atuar através da inibição do metabolismo bacteriano e da formação de ácidos na placa bacteriana. No entanto, é pouco provável que este seja o principal mecanismo de ação do efeito cariostático do elixir bucal com flúor, uma vez que é necessária uma concentração muito elevada de flúor.

3. Géis de fluoreto:

Os produtos de gel de fluoreto para auto-aplicação incluem fluoreto de sódio neutro e fluoreto de fosfato acidulado com uma concentração de fluoreto de 5.000 ppm e fluoreto estanoso que tem uma concentração de 1.000 ppm. Os produtos de fluoreto estanoso são convencionalmente designados por géis, mas são soluções à base de glicerina.

Agentes remineralizadores não fluoretados

Os iões de cálcio e fosfato são essenciais para a remineralização dos dentes, pelo que a sua disponibilidade é necessária. A solubilidade dos fosfatos de cálcio é igualmente importante para uma remineralização efectiva. A baixa solubilidade dos fosfatos de cálcio impede uma remineralização subsuperficial eficaz na presença de iões fluoreto. Os fosfatos de cálcio insolúveis não são facilmente aplicados, não se localizam eficazmente na superfície do dente e requerem ácido para a solubilidade para produzir iões capazes de se difundirem nas lesões subsuperficiais do esmalte. Os iões solúveis só podem ser utilizados em concentrações muito baixas devido à insolubilidade intrínseca dos fosfatos de cálcio, particularmente dos fosfatos de fluoreto de cálcio. Os diferentes agentes remineralizantes não fluoretados são os seguintes,

1) Fosfato tricálcico:

O fosfato tricálcico ou TCP é um sistema inteligente de fosfato de cálcio que controla o fornecimento de iões de cálcio e fosfato aos dentes, funciona em sinergia com o flúor para melhorar o desempenho, mas não resulta em interações indesejadas com o flúor durante o armazenamento do produto.[4]

O TCP é um precursor parcialmente solúvel da hidroxiapatita, o principal mineral dos dentes, e é especialmente preparado para poder coexistir com o flúor em formatos de produtos aquosos e não aquosos. Foi concebido para um veículo de flúor específico (por exemplo, dentífrico ou verniz), o TCP é moído com materiais orgânicos simples para criar um ingrediente TCP funcionalizado.

Uma vez que a estrutura do TCP é semelhante à da hidroxiapatite, quando os iões de cálcio funcionalizados são libertados, interagem facilmente com a superfície e subsuperfície do dente. Enquanto outros aditivos de fosfato de cálcio podem exigir um pH ácido, o que poderia limitar os benefícios para o dente, o TCP funcionalizado pode oferecer benefícios óptimos quando administrado num ambiente de pH neutro. Como o TCP funcionalizado é menos solúvel em relação a outras formas de fosfato de cálcio, quando aplicado como um dentifrício em formulação com flúor, este ingrediente TCP pode aumentar a mineralização e ajudar a construir um mineral de alta qualidade e resistente a ácidos sem a necessidade de altos níveis de cálcio.

Mecanismo de ação:

O fosfato tri-cálcico funcionalizado tem a capacidade de fornecer fluoreto, cálcio e fosfato de forma direcionada e sustentada. Tem uma barreira protetora de ácido fumárico resultante da moagem de bolas de fosfato beta-tricálcico com lauril sulfato de sódio, que se diz impedir a reação indesejada entre os iões individuais e ajudar na coexistência de iões de cálcio e fluoreto durante o seu armazenamento. Quando o agente entra em contacto com a saliva, a barreira protetora rompe-se, libertando os iões para uma remineralização eficaz dos dentes. O tecido dentário remineralizado obtido com fTCP e flúor é considerado mais resistente aos ácidos. O fTCP é um agente que funciona em sinergia com o flúor para criar um mineral mais forte e mais resistente aos ácidos. No entanto, a adição de fTCP não parece acelerar a cinética do flúor, mas parece melhorar a absorção de iões.

Vantagens:

1) Apresenta uma maior recuperação da microdureza do que o fluoreto de sódio a 5% ou o fluoreto com 500 ppm de fluoreto

2) A rugosidade da superfície do esmalte dos espécimes desmineralizados tratados com fTCP diminuiu mais do que quando tratados com CPP-ACP, verniz fluoretado ou um dentífrico fluoretado

Limitação:

1) Menor quantidade de fTCP, tamanho de partícula grande e baixa solubilidade do fTCP leva a uma baixa libertação de iões de cálcio do Clinpro White Varnish

2) Potencial de remineralização do esmalte do Clinpro- Inferior em relação ao dentífrico contendo 5000 ppm de flúor.

Nomes comerciais:

1) Clinpro (3M ESPE; St Paul, MN, EUA): Fosfato tricálcico funcionalizado (fTCP) + fluoreto de sódio.

2) Clinpro White Varnish (3M ESPE): Verniz de fluoreto de sódio a 5% funcionalizado com fosfato tricálcico (fTCP).

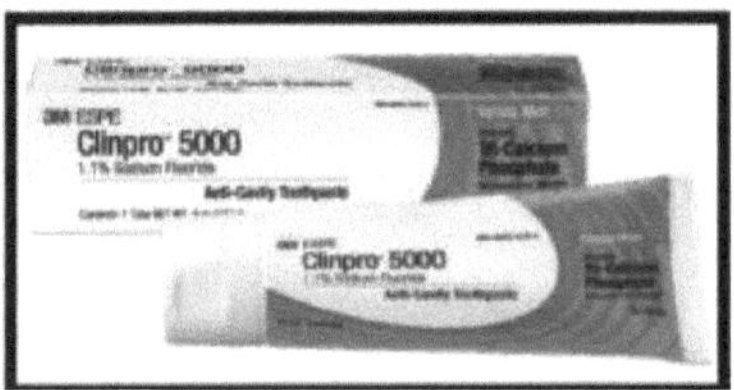

Figure 17. Clinpro (3M ESPE)

Aplicação clínica:

1) Como pasta de dentes com flúor:

- Quando o TCP é adicionado à pasta de dentes com flúor
- Proteger contra o início e a progressão das lesões
- Reduz a profundidade da lesão
- Reparação de lesões cariosas precoces

2) Verniz fluoretado

- Diminui a hipersensibilidade
- Mantém a disponibilidade de flúor

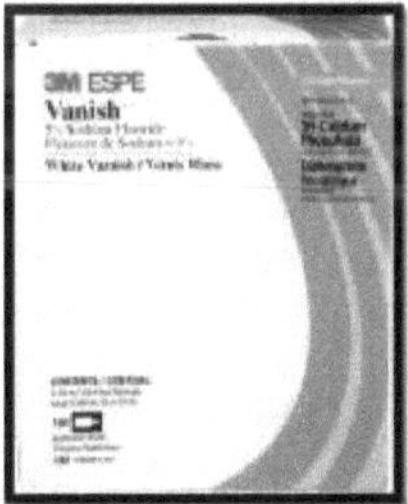

Figure 18. Verniz fluoretado

2) Fosfato de cálcio amorfo (ACP):

O fosfato de cálcio amorfo (ACP) é a fase sólida inicial que precipita a partir de uma solução de fosfato de cálcio altamente supersaturada e pode converter-se facilmente em fases cristalinas estáveis, como o fosfato octacálcico ou produtos de apatite. A sua forma morfológica, modelo estrutural e padrões de difração de raios X são típicos de substâncias não cristalinas com regularidade periódica de curto alcance. Foi demonstrado que o ACP tem melhor osteocondutividade in vivo do que a hidroxiapatite (HAP), melhor biodegradabilidade do que o fosfato tricálcico, boa bioatividade e nenhuma citotoxicidade. Estas excelentes propriedades biológicas fazem com que o ACP seja amplamente utilizado em medicina dentária, ortopedia e medicina.

De um modo geral, pensa-se que o ACP foi descrito pela primeira vez por Aaron S. Posner em meados da década de 1960. Foi obtido como um precipitado amorfo por acidente ao misturar concentrações elevadas (30 mM) de cloreto de cálcio e fosfato ácido de sódio (20 mM) em tampão. Na difração de raios X, demonstrou ter apenas dois picos largos e difusos, com máximo a 25°. Este padrão é típico de substâncias que não possuem regularidade periódica de longo alcance. Verificou-se que, imediatamente após a mistura, o precipitado formado espontaneamente era um fosfato de cálcio não cristalino ou amorfo com uma relação molar cálcio/fósforo (Ca/P) de 1,50. Após várias horas, pode converter-se em apatite pouco cristalina com o envelhecimento. Posteriormente, este sólido converte-se lentamente em apatite cristalina (Ca/P = 1,67) por um mecanismo autocatalítico.

Em 1965, Eanes et al. identificaram o ACP como um componente do osso. O ACP no osso, juntamente com a apatite, pode explicar o amplo padrão de difração e a composição variável dos minerais ósseos. Foi também descrita uma alteração dependente da idade no conteúdo de ACP do osso, com a proporção de ACP a diminuir com a idade.

Constituintes:

O fosfato de cálcio amorfo (ACP) é uma forma não estabilizada de sistema de remineralização à base de cálcio e fosfato. O fosfato de cálcio amorfo (ACP) é a fase sólida inicial que precipita a partir de uma solução de fosfato de cálcio altamente supersaturada e pode converter-se facilmente em fases cristalinas estáveis, como o fosfato octacálcico ou produtos de apatite.

Mecanismo de ação:

Os fosfatos de cálcio insolúveis não são facilmente aplicados, não se localizam eficazmente na superfície do dente e requerem ácido para a solubilidade para produzir iões capazes de se difundirem nas lesões subsuperficiais do esmalte. Por outro lado, os iões de cálcio e fosfato solúveis só podem ser utilizados em concentrações muito baixas devido à insolubilidade intrínseca dos fosfatos de cálcio, em particular dos fosfatos de fluoreto de cálcio. Os iões de cálcio e fosfato solúveis não se incorporam substancialmente na placa dentária ou não se localizam na superfície do dente para produzir gradientes de concentração eficazes para conduzir a difusão para o esmalte subsuperficial.

A tecnologia Enamelon baseia-se no ACP não estabilizado, em que um sal de cálcio (por exemplo, sulfato de cálcio) e um sal de fosfato (por exemplo, fosfato de amónio) são administrados separadamente (por exemplo, a partir de um dispositivo de câmara dupla) por via intra-oral. À medida que os sais se misturam com a saliva, dissolvem-se, libertando iões de cálcio e fosfato. A mistura dos iões de cálcio com os iões de fosfato para produzir um produto de atividade iónica para o ACP que excede o seu produto de solubilidade resulta na precipitação imediata do ACP ou, na presença de iões de flúor, no fosfato de fluoreto de cálcio amorfo (FCA). No ambiente intra-oral, estas fases (ACP e ACFP) são muito instáveis e transformam-se rapidamente numa fase cristalina insolúvel e termodinamicamente mais estável (por exemplo, hidroxiapatite e fluorhidroxiapatite). No entanto, antes da transformação das fases, os iões de cálcio e fosfato devem estar transitoriamente biodisponíveis para inibir a desmineralização do esmalte e promover a remineralização da lesão subsuperficial do esmalte.

A tecnologia NovaMin baseia-se num vidro bioativo de silicato de cálcio e fósforo e sódio que, alegadamente, liberta iões de cálcio e fosfato por via intra-oral para ajudar o processo de auto-reparação dos dentes.

Vantagem:

1) Melhor osteocondutividade do que a hidroxiapatite (HAP),

2) Melhor biodegradabilidade do que o fosfato tricálcico,

3) Boa bioatividade mas sem citotoxicidade.

4) O Enamel Pro Varnish (contém ACP) libertou uma quantidade significativamente maior de iões de fosfato inorgânico em comparação com o MI Varnish (contém CPP-ACP) e significativamente mais iões de flúor em comparação com o Clinpro White Varnish (contém fTCP).

Desvantagem:

1. **Potencial falta de estabilidade no ambiente oral:** O ACP/ACFP pode transformar-se numa fase cristalina. A

fosfoproteína presente na saliva, na película e na placa bacteriana pode estabilizar o ACP/ACFP em menor grau. Como a transformação ocorre muito rapidamente, a biodisponibilidade dos iões de cálcio e fosfato para a remineralização da subsuperfície do esmalte é reduzida.

2. **Formação de cálculo dentário:** A fase transformada e pouco solúvel do ACP/ACFP pode promover a formação de cálculo dentário.

Aplicação clínica:

1. Como material de enchimento em cimentos de ionómero de vidro para preencher lesões cariosas.

2. Como suspensão coloidal em pastas dentífricas, gomas de mascar ou elixires bucais para promover a remineralização de lesões cariosas e/ou para prevenir a desmineralização dentária.

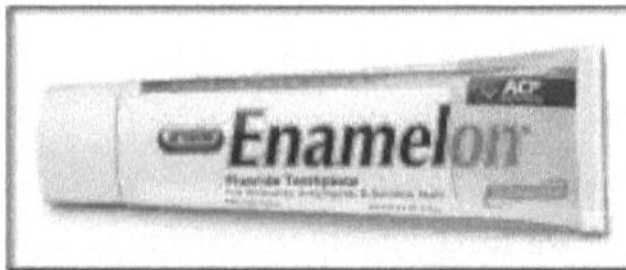

Figure 19. Pasta de dentes com ACP

3) CPP-ACP: Nos Estados Unidos, até agora, este produto é utilizado principalmente para pastas de profilaxia abrasivas e, secundariamente, para o tratamento da sensibilidade dentária, especialmente após procedimentos de branqueamento em consultório, destartarização ultra-sónica, destartarização manual ou alisamento radicular. No entanto, a sua utilização na remineralização da dentina e do esmalte e na prevenção da cárie dentária é uma aplicação não autorizada. Fora dos Estados Unidos, este produto é comercializado como GC Tooth Mousse.

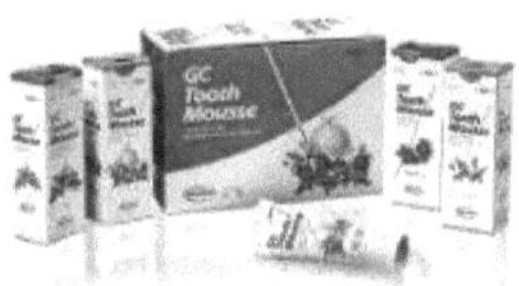

Figure 20. Mousse dentária GC

4) Compósitos poliméricos preenchidos com ACP: O ACP foi avaliado como uma fase de enchimento em compósitos poliméricos bioactivos. A Skrtic desenvolveu materiais de restauração biologicamente activos únicos que contêm ACP como carga encapsulada num ligante polimérico, que pode estimular a reparação da estrutura dentária devido à libertação de quantidades significativas de iões de cálcio e fosfato de forma sustentada. Para além da excelente biocompatibilidade, os compósitos contendo ACP libertam iões de cálcio e fosfato na saliva, especialmente no ambiente oral causado pela placa bacteriana ou por alimentos ácidos. Em seguida, estes iões podem ser depositados nas estruturas dentárias como mineral apático, que é semelhante à hidroxiapatite encontrada naturalmente nos dentes e no osso.

No entanto, quando comparados com o vidro silanizado ou com a carga cerâmica mais comummente utilizados, os compósitos preenchidos com ACP mais hidrofílicos e biodegradáveis apresentaram propriedades mecânicas, durabilidade e caraterísticas de absorção de água inferiores. A agregação descontrolada das partículas de ACP, juntamente com uma fraca interação interfacial, desempenha um papel fundamental na afetação adversa das suas propriedades mecânicas. A sua aplicabilidade clínica pode ser comprometida pela adesão interfacial relativamente fraca entre a carga e a matriz e pela excessiva sorção de água que ocorre nas fases de resina e de carga destes compósitos.

No entanto, foi demonstrado que é possível melhorar o potencial remineralizante dos compósitos ACP através da introdução de elementos Si ou Zr durante a síntese a baixa temperatura da carga. Os ACPs de Si e Zr aumentaram a duração da libertação de iões minerais através da sua capacidade de abrandar a conversão intra-compósito de ACP para HAP. É também possível que os tensioactivos não-iónicos e aniónicos e o óxido de polietileno (PEO) introduzidos durante a preparação do ACP desempenhem um papel na distribuição do tamanho das partículas e nas propriedades de composição das cargas ACP.

3) Fosfopeptídeo de caseína - Fosfato de cálcio amorfo (CPP-ACP):

O fosfopeptídeo de caseína (CPP) é constituído pela sequência de aminoácidos - Ser(P)-Ser(P)-Ser(P)-Glu-Glu da caseína. É insípido e tem um baixo nível de antigenicidade. O fosfato de cálcio amorfo estabilizado por caseína-fosfopeptídeo (CPP-ACP) é uma tecnologia que mantém os iões de cálcio e fosfato numa forma biodisponível, juntamente com iões de flúor de outras fontes externas, na superfície desmineralizada do esmalte durante um período de tempo suficientemente longo, ligando-se à película e à placa bacteriana.

O CPP liga-se ao ACP para formar nanoclusters, impedindo assim o crescimento dos iões de cálcio e fosfato até ao tamanho crítico necessário para a nucleação e transformação de fase. A ligação entre o CPP e o ACP depende do pH. A um pH mais baixo, a ligação diminui; a um pH mais elevado, impede a precipitação espontânea do fosfato de cálcio. Esta estabilização dos iões de cálcio e fosfato biodisponíveis mantém um elevado gradiente de concentração que facilita a difusão mais profunda dos iões de cálcio e fosfato no corpo das lesões subsuperficiais do esmalte desmineralizado.

O possível potencial cariostático dos produtos lácteos é objeto de muitos relatórios na literatura. Em 1991, o complexo CPP-ACP, derivado de uma das principais proteínas do leite, a caseína, foi patenteado nos Estados Unidos. O complexo é apresentado como um agente remineralizante alternativo que tem uma notável capacidade de estabilizar o fosfato de cálcio, mantendo um estado de supersaturação destes iões no meio oral.

No passado, a utilização clínica de iões de cálcio e fosfato para remineralização foi relativamente mal sucedida devido à baixa solubilidade dos fosfatos de cálcio, particularmente na presença de iões fluoreto. Para ultrapassar estas dificuldades, foi desenvolvida uma nova tecnologia de remineralização de fosfato de cálcio baseada no fosfopeptídeo de caseína - fosfato de cálcio amorfo (CPP-ACP), em que o CPP estabiliza concentrações elevadas de iões de cálcio e fosfato, juntamente com iões fluoreto, na superfície do dente, ligando-se ao biofilme. A tecnologia ACP foi introduzida no início de 1990 e demonstrou atividade anticariogénica em experiências in situ em laboratório, em animais e em humanos.

Reynolds e seus colegas relataram que o CPP-ACP se liga prontamente à superfície do dente, bem como às bactérias na placa que circunda o dente. Dessa forma, o CPP-ACP deposita uma alta concentração de ACP nas proximidades da superfície do dente. Por conseguinte, em condições ácidas, este CPP-ACP localizado amortece os iões de cálcio e fosfato livres, aumentando substancialmente o nível de fosfato de cálcio na placa bacteriana e mantendo um estado de supersaturação que inibe a desmineralização do esmalte e melhora a remineralização.

Constituintes:

Os nanocomplexos de fosfopeptídeo de caseína-fosfato de cálcio amorfo (RecaldentTM (CPP-ACP)) são uma tecnologia baseada em ACP estabilizado por fosfopeptídeos de caseína (CPP). Os CPP que contêm a sequência de clusters -Ser(P)-Ser(P)-Ser(P)- Glu-Glu- estabilizam o ACP em solução metaestável.

Mecanismo de ação na remineralização:

O ACP ligado à CPP actua como um reservatório de iões de cálcio e fosfato, incluindo o par de iões neutros $CaHPO_4$. Em condições ácidas, o ACP ligado à CPP tamponaria o pH da placa e, ao fazê-lo, dissociar-se-ia em iões de fosfato de cálcio, incluindo $CaHPO_4$. O ácido é gerado pelas bactérias da placa dentária ou durante a formação de HA na lesão do esmalte durante a remineralização. O aumento dos iões de cálcio e fosfato da placa bacteriana e dos pares de iões compensaria qualquer queda do pH, impedindo assim a desmineralização do esmalte. As soluções de CPP-ACP são soluções remineralizantes eficientes, uma vez que consumiriam o ácido gerado durante a remineralização da lesão do esmalte, levando a mais $CaHPO_4$ e mantendo assim o seu gradiente de concentração na lesão.

O CPP, ao estabilizar o fosfato de cálcio numa solução metaestável, facilita elevadas concentrações de iões de cálcio e fosfato, incluindo $CaHPO_4$. A CPP também manterá as elevadas actividades dos iões de cálcio e fosfato livres durante a remineralização através do reservatório de ACP ligado. O ACP ligado, ao estar em equilíbrio dinâmico com os iões de cálcio e fosfato livres, manterá as concentrações das espécies envolvidas na difusão para a lesão.

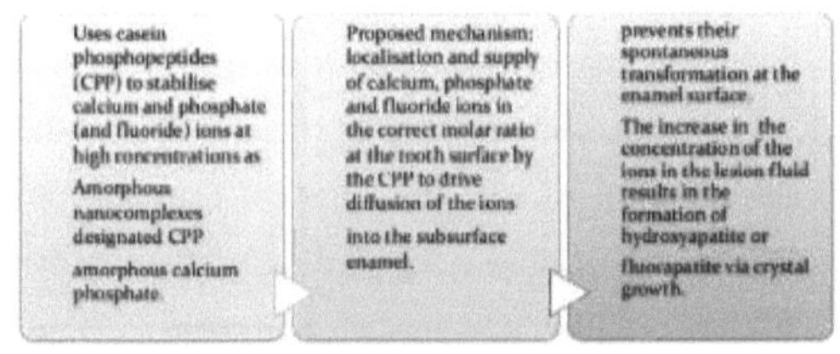

Figure 21. Tecnologia CPP-ACP

Aplicações clínicas do CPP-ACP:

1. Remineralização de lesões de manchas brancas:

As lesões de manchas brancas são consideradas lesões cariosas não cavitadas que se estendem até à junção dentino-esmalte. Podem ser travadas através da utilização de agentes remineralizantes. Os fosfopeptídeos de caseína e o fosfato de cálcio amorfo CPP-ACP são biologicamente activos e capazes de libertar iões de cálcio e fosfato para manter o estado supersaturado, melhorando assim o processo de remineralização.

2. Remineralização de lesões precoces do esmalte de dentes decíduos:

Reynolds et al. demonstraram que a utilização de CPP-ACP resultou num aumento da remineralização do esmalte dentário e da dentina, conforme observado em microscopia eletrónica de varrimento (SEM). Outro estudo sugere que se pode esperar que o CPP-ACP seja eficaz em crianças de alto risco que não desenvolveram bons hábitos de higiene oral.

Quando utilizado em combinação com fluoretos, o CPP-ACP apresenta melhores resultados e pontuações de cárie mais baixas do que quando utilizado individualmente. Os efeitos sinérgicos do CPP-ACP e dos fluoretos foram registados em vários estudos. Um estudo in-situ realizado por Srinivasan et al comparou o potencial remineralizante do CPP-ACP e do CPP-ACP com 900 ppm de fluoreto no esmalte amolecido pela bebida de cola. O estudo mostrou melhores resultados no CPP-ACP com 900 ppm de flúor e confirmou os efeitos sinérgicos do CPP-ACP com flúor na remineralização do esmalte erodido.

3. Prevenção de lesões de manchas brancas durante o tratamento ortodôntico:

Os fosfopeptídeos de caseína e o fosfato de cálcio amorfo (CPP-ACP) têm sido utilizados para prevenir a desmineralização durante o tratamento ortodôntico, que pode causar lesões de manchas brancas na superfície do dente, que podem evoluir para cáries, como explicado por Ogaard et al. A aplicação de CPP-ACP resultou numa redução das áreas desmineralizadas, e este efeito foi mais pronunciado quando o CPP-ACP foi combinado com pasta dentífrica fluoretada.

4. Prevenção da erosão do esmalte causada por bebidas desportivas, refrigerantes ou água da piscina:

Ramalingam et al realizaram um estudo in-vitro para determinar se a incorporação de CPP-ACP numa bebida desportiva energética eliminaria a erosão do esmalte. Os autores concluíram que houve uma redução significativa da erosividade da bebida sem afetar o sabor do produto.

5. Prevenção de cáries em pacientes com xerostomia:

Estudos in vivo em pacientes com xerostomia tratados com CPP-ACP em bochechos mostram uma taxa mais baixa de novas lesões de cárie do que em pacientes tratados com bochechos com fluoreto a 0,05%, embora não haja diferenças significativas entre os grupos após um período de controlo de 12 meses.

Vantagens:

1) Atividade anticariogénica

2) Tecnologia Recaldent:

- Remineraliza a lesão subsuperficial do esmalte
- Abrandar a progressão das cáries coronárias
- Promover a regressão da cárie

3) Quando administrado em colutórios:

- Aumenta o nível de cálcio e fosfato na placa supragengival
- Promover a remineralização subsuperficial do esmalte

4) Tecnologia de esmalte:

- Diminui o incremento de cáries radiculares em pacientes com alto risco de cárie por radiação na cabeça e pescoço.

Desvantagens:

Os doentes com uma alergia conhecida à proteína do leite devem evitar produtos que contenham CPP-ACP: uma vez que serão alérgicos à proteína de caseína da qual o CPP-ACP é derivado. Os produtos CPP-ACP não contêm lactose, que é o hidrato de carbono do leite que pode causar perturbações gastrointestinais por vezes observadas com produtos à base de leite. Por conseguinte, apesar da sua origem láctea, não são observados sintomas gastrointestinais com CPP-ACP.

MÉTODO DE ENTREGA:

O fosfopeptídeo de caseína - fosfato de cálcio amorfo (CPP-ACP) está disponível em diferentes apresentações:

1) CPP-ACP em pasta dentífrica: Os dentífricos que contêm CPP-ACP com uma concentração de 10% são eficazes na remineralização de lesões precoces do esmalte.

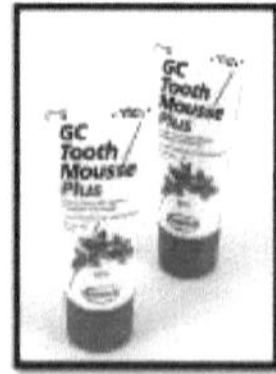
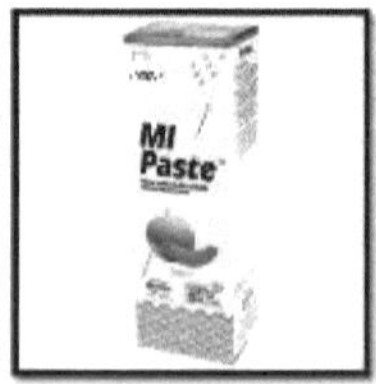

Figure 22. Pasta de dentes com CPP-ACP

2) CPP-ACP em elixir bucal: O elixir bucal contendo CPP-ACP, com uma concentração de 2% a 10%, aumenta significativamente a concentração de iões de cálcio e fosfato no biofilme.

3) CPP-ACP em verniz: o verniz que contém 2,26% de CPP-ACP tem a maior libertação de iões de cálcio e fosfato no ambiente oral.

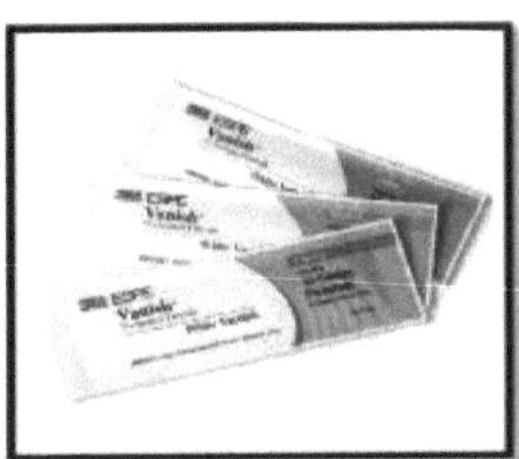

Figure 23. Verniz com CPP-ACP

4) CPP-ACP em selantes: Os selantes baseados em compósitos de metacrilato preenchidos com ACP têm o potencial de remineralizar lesões de esmalte cariado. A incorporação de 1,56 % p/p de CPP-ACP no cimento de ionómero de vidro leva a uma maior proteção da dentina adjacente durante o desafio ácido.

5) CPP-ACP na pastilha elástica: a adição de 3% de CPP-ACP na pastilha elástica aumenta significativamente a remineralização das lesões precoces do esmalte e previne o aparecimento de novas lesões.

6) CPP-ACP no leite: A adição de 2,0-5,0 g de CPP-ACP ao leite aumenta substancialmente a sua capacidade de remineralizar as lesões subsuperficiais do esmalte. O efeito mineralizante do CPP-ACP no leite foi dependente da dose, com o leite contendo 0,2% de CPP-ACP e 0,3% de CPP-ACP a produzir um aumento no conteúdo mineral de 81% e 164%, respetivamente, em relação ao leite de controlo.

NOMES COMERCIAIS:

1) Tooth Mousse (GC; Tóquio, Japão)

2) Pasta MI (3M ESPE)

3) Tooth Mousse Plus (GC): Creme dentário contendo fosfato de fluoreto de cálcio amorfo estabilizado com caseína-fosfopeptídeo (CPP-ACFP)

4) MI Paste Plus (3M ESPE))

5) Verniz MI (3M ESPE): verniz de fluoreto de sódio a 5% com CPP-ACP

6) Goma de mascar Recaldent (xilitol e CPP-ACP).

7) Pastilhas Recaldent

APLICAÇÃO:

- **Aplicação do copo de profilaxia:** Pode ser aplicada uma camada generosa de mousse dentária como polimento final após a profilaxia de rotina. O paciente não precisa de enxaguar.

- **Aplicação da moldeira personalizada:** Extrudir uma camada generosa para a moldeira e colocar na boca do paciente durante 3 minutos. A pasta é digerível se for engolida.

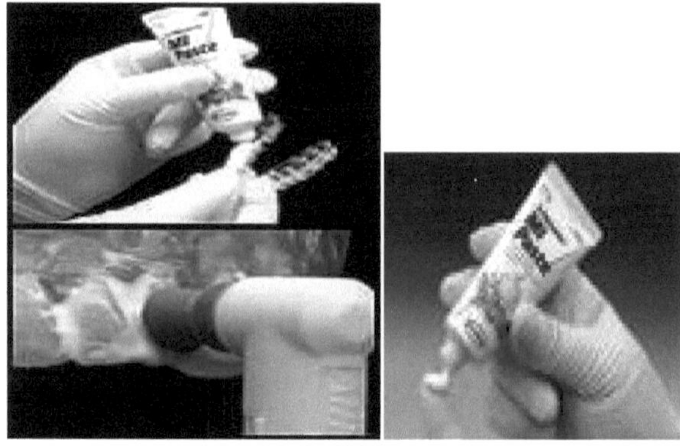

Figure 24. Aplicação de mousse dentária

Após o tratamento inicial, o tubo de mousse dentária pode ser utilizado para um acompanhamento em casa, supervisionado por um profissional.

<u>Nanocomplexos CPP-ACFP</u>

Os fosfopeptídeos de caseína que contêm a sequência de agrupamento - Ser(P)-Ser(P)-Ser(P)- Glu-Glu- ligam-se ao fluoreto, bem como ao cálcio e ao fosfato, podendo assim também estabilizar o fosfato de cálcio e fluoreto como complexos solúveis. Estes complexos são designados CPP-ACFP. Os estudos destes nanocomplexos baseados no fragmento 59-79 do péptido alfa-S1 da caseína revelaram uma dimensão de partícula de cerca de 2 nm e uma estequiometria de um péptido para 15 iões de cálcio, 9 iões de fosfato e 3 iões de fluoreto.

Estudos clínicos de bochechos e dentifrícios contendo CPP-ACP e flúor forneceram informações interessantes sobre a sinergia entre eles. Por exemplo, a adição de CPP-ACP a um enxaguatório bucal com flúor aumenta a incorporação de flúor no biofilme da placa dentária. Um dentífrico contendo CPP-ACP com flúor proporciona uma remineralização que é superior tanto ao CPP-ACP isolado como aos dentífricos convencionais e com elevado teor de flúor. Esta sinergia entre o CPP-ACP e o flúor tinha sido identificada em estudos laboratoriais utilizando a pasta GC MI/Tooth Mousse, que mostraram que a Tooth Mousse (sem flúor) remineralizava melhor as lesões iniciais do esmalte quando aplicada como revestimento tópico após a utilização de um dentífrico com flúor. Na ausência deste flúor "ambiental", o mineral predominante que se formará nas lesões subsuperficiais do esmalte durante a remineralização com CPP-ACP será a hidroxiapatite.

Sabe-se agora que o CPP pode estabilizar altas concentrações de iões de cálcio, fosfato e fluoreto em todos os valores de pH de 4,5 a 7,0 e é capaz de remineralizar lesões subsuperficiais do esmalte em todos os valores de pH nesta gama, com um efeito máximo a pH 5,5. De facto, a valores de pH inferiores a 5,5, o CPP-ACFP produz maior remineralização do que o CPP-ACP, e o principal produto formado quando a remineralização é efectuada com o CPP-ACFP é a fluorapatite, que é altamente resistente à dissolução ácida. Em qualquer dos casos, parece que a formação de minerais é optimizada, uma vez que o desafio ácido das lesões após a remineralização com CPP-ACP ou CPP-ACFP provoca desmineralização por baixo da zona remineralizada, indicando que o mineral remineralizado era mais resistente ao desafio ácido subsequente.[2]

O CPP-ACPF está disponível como um produto dentário profissional (GC Tooth Mousse; GC Corporation, Tóquio, Japão). A GC Tooth Mousse contendo 0,09% de flúor está disponível como pasta CPP-ACPF (GC Tooth Mousse Plus; GC Corporation, Tóquio, Japão). Foi relatado que o CPP-ACPF tem um maior potencial de remineralização do que o CPP-ACP. A CPP-ACPF, devido ao seu teor de flúor adicionado, demonstrou uma melhor capacidade de remineralização de cáries iniciais.[3]

__Fosfato dicálcico desidratado (DCPD)__

Fosfato dicálcico desidratado, $CaHPO_4 \cdot 2H_2O$; o nome quimicamente correto é hidrogenofosfato de cálcio di-hidratado; o mineral brushite pode ser facilmente cristalizado a partir de soluções aquosas a pH <6,5. A utilização de DCPD saturado em medicina dentária preventiva foi sugerida pela primeira vez como adjuvante de fluoretos tópicos aplicados profissionalmente. Este material tem sido usado em alguns dentifrícios fluoretados para tentar aumentar os efeitos remineralizantes do componente fluoretado. O DCPD é adicionado às pastas dentífricas para proteção contra a cárie (neste caso, é associado a compostos que contêm F, como o NaF e/ou o Na_2PO_3F) e como agente de polimento suave. O DCPD (brushite) e o fosfato octacálcico (OCP) têm sido relacionados como sendo precursores da formação de apatite. A inclusão de DCPD num dentífrico aumenta os níveis de iões de cálcio livres no fluido da placa bacteriana, e estes permanecem elevados até 12 horas após a escovagem, quando comparados com os dentífricos de sílica convencionais. O cálcio do DCPD foi incorporado no esmalte e detectado na placa 18 horas após a escovagem com um dentífrico DCPD que promove uma melhor remineralização dos dentes em combinação com flúor.[1]

As salivas artificiais têm frequentemente um potencial desmineralizante ou são neutras; apenas algumas oferecem o potencial de remineralização. Os efeitos de várias adições de cálcio e fosfato a um substituto de saliva comercialmente disponível na remineralização da dentina desmineralizada foram investigados, tendo-se verificado que as soluções de saliva natura modificada ligeiramente supersaturadas em relação ao DCPD e OCP são capazes de remineralizar a dentina. A utilização de saliva artificial remineralizadora (ou seja, saliva natura modificada) é uma abordagem promissora para pacientes dentados que sofrem de hipossalivação no tratamento da cárie dentária e da hipossalivação. Muitos processos de mineralização biológica envolvem DCPD e OCP, especialmente em fluidos biológicos supersaturados, como o soro e a saliva. Além disso, as taxas de dissolução dos cristais de DCPD, OCP e HAP diminuem invariavelmente, mesmo em condições de sub-saturação.[1]

A reação de DCPD e fluoreto formando fluorapatite pode fornecer um tratamento potencialmente promissor para a remineralização de lesões de cárie. O Ca do DCPD pode ser detectado no esmalte desmineralizado após 6 dias de tratamento e na placa bacteriana inteira 18 horas após o último tratamento. O Ca de DCPD disponível no ambiente oral pode aumentar a eficácia do flúor.[8]

Fosfato de cálcio

Compostos O fosfato de cálcio é a principal forma de cálcio encontrada no leite e no sangue dos bovinos. Como principais componentes dos cristais de hidroxiapatite (HA), as concentrações de cálcio e fosfato na saliva e na placa bacteriana desempenham um papel fundamental na influência dos processos de desmineralização e remineralização dentária. Em graus iguais de supersaturação, pode obter-se uma taxa óptima de remineralização do esmalte com um rácio de cálcio/fosfato de 1,6. No fluido da placa bacteriana, o rácio Ca/P é de aproximadamente 0,3.20 Assim, o fornecimento adicional de cálcio pode aumentar a remineralização do esmalte.

<u>Vidro bioativo</u>

O Professor Larry Hench desenvolveu o Bioglass na Universidade da Florida no final da década de 1960.[4] Actua como um mineralizador biomimético que corresponde às caraterísticas de mineralização do próprio corpo e afecta os sinais celulares, beneficiando assim a restauração da estrutura e função dos tecidos.[5] Bioglass, uma das formulações mais importantes, é composto por SiO_2 , $Na_2 O$, CaO e $P O_{25}$.[4]

Brauer et al. realizaram um estudo para compreender o efeito da adição de fluoreto nas propriedades dos vidros bioactivos. A concentração de CaF_2 foi aumentada no sistema SiO -CaO-$P O_{2252}$ O -Na. A incorporação de flúor tornou-o mais bioativo. LitKowski et al. efectuaram um estudo in vitro nas superfícies dentinárias dos dentes e demonstraram um aumento da oclusão dos túbulos dentinários. Assim, propuseram que também deveria diminuir a hipersensibilidade da dentina in vivo. Para além da remineralização, os vidros bioactivos têm efeitos antibacterianos, uma vez que podem aumentar o pH da solução aquosa.[6]

Relativamente à remineralização dos dentes, Taha et al. (2017) forneceram uma ampla revisão sistemática sobre a eficácia dos vidros bioactivos na promoção da remineralização do esmalte. Os estudos in vitro destes autores afirmaram que a remineralização do esmalte foi melhorada com vidros bioactivos, independentemente do método de aplicação. Além disso, concluíram que este biomaterial pode ser capaz de melhorar a remineralização do esmalte de forma mais eficaz do que outros produtos remineralizadores tópicos, como o flúor e o fosfo-peptídeo de caseína-fosfato de cálcio amorfo (CPP-ACP).[10]

Mecanismo de ação:

Verifica-se uma troca rápida de Na^+ ou K^+ ou $H O_3^+$ da solução. Esta fase é geralmente controlada por difusão e apresenta uma dependência t-1/2. Há perda de sílica solúvel na forma de $Si (OH_4)$ para a solução, resultante da quebra das ligações Si-O-Si e da formação de Si-OH (silanóis) na interface vidro-solução. Esta fase é normalmente controlada pela reação interfacial e apresenta uma dependência de t1.0. A condensação e a repolimerização de uma superfície rica em SiO_2 - é empobrecida em alcalinos e catiões alcalino-terrosos. Migração de grupos $Ca2^+$ e PO 3-4 para a superfície através da camada rica em SiO^{2-} formando uma película rica em $CaO-P O_{25}$ no topo, seguida pelo crescimento de uma película amorfa rica em $CaO-P O_{25}$ por incoporação de cálcio solúvel e fosfatos da solução. A cristalização desta película forma uma camada mista de hidroxilo, carbonato e fluorapatite.[6]

NovaMin

Um vidro bioativo comercial que tem sido utilizado no tratamento da hipersensibilidade dentinária é o NovaMin, um material que foi originalmente desenvolvido como material de regeneração óssea. O NovaMin é um material cerâmico constituído por fosfosilicato de sódio e cálcio amorfo, que é altamente reativo na água, e foi introduzido no mercado com um tamanho de partícula fino (Nupro_Sensodyne, DENTSPLY Professional) que contém 15% de fosfosilicato de cálcio e sódio (CSPS). O CSPS é um material inorgânico amorfo que foi concebido com base numa classe de materiais conhecidos como vidros bioactivos e comercializado com o nome comercial NovaMin® (Glaxo Smith Kline, Londres, Reino Unido).[6]

O NovaMin foi originalmente desenvolvido como um material regenerativo ósseo e recentemente foi projetado para aplicações de cuidados orais. O material demonstrou in vitro (Parkinson & Earl 2009) e in situ (West et al. 2011) que oclui os túbulos dentinários, e a hipótese é que forma uma camada mecanicamente forte, semelhante à hidroxiapatite, na superfície da dentina, que pode resistir à degradação por desafios ácidos repetidos (Burwell et al. 2011, Earl et al. 2011).[7]

Recentemente, um vidro bioativo (NovaMin, desenvolvido pela NovaMin™ Technology Inc, Alachua, FL, EUA) baseado na composição original 45S5 Bioglass (US Biomaterials Corp., Jacksonville, FL, EUA) foi incorporado como ingrediente remineralizante em formulações de dentífricos para o tratamento da hipersensibilidade dentinária. A combinação das partículas residuais de fosfosilicato de cálcio e sódio com a camada de HCA resulta na oclusão física dos túbulos dentinários, o que aliviará a hipersensibilidade.[6]

45S5 O Bioglass (BG), originalmente desenvolvido por Hench et al., é constituído por 45% de SiO_2 , 24,5% de Na_2O, 24,5% de CaO e 6% de PO_{25} em peso.[7] É um material altamente biocompatível que possui uma notável osteocondutividade, osteoindutividade e biodegradabilidade controlável. Em meios aquosos, este material é capaz de formar apatite hidroxicarbonatada que se assemelha a um mineral biológico, pelo que foi amplamente utilizado na regeneração óssea e na engenharia de tecidos.[6]

Especializados em aplicações dentárias, os produtos comerciais derivados do biovidro 45S5 incluem o PerioGlass (NovaBone Osteobiologics, Jacksonville, FL, EUA) e o NovaMin (NovaMin Technology, Alachua, FL, EUA). Estudos anteriores sugeriram que a BG pode ocluir os túbulos da dentina, inibir a desmineralização da dentina e promover a remineralização da dentina através da precipitação de apatite interfacial. Esta camada de apatite foi relatada como firmemente aderente aos túbulos dentinários e resistente ao ácido e à abrasão por escovagem. Para além disso, a BG também demonstrou ser capaz de inibir e reverter a progressão inicial da cárie no esmalte.[3]

Mecanismo de ação:

O ingrediente ativo é um fosfosilicato de cálcio e sódio. Quando introduzido no ambiente oral, o material liberta iões de sódio, cálcio e fosfato, que interagem com os fluidos orais e resultam na formação de uma camada cristalina de apatite hidroxicarbonatada (HCA) que é estrutural e quimicamente semelhante ao mineral natural do dente. Em ambientes aquosos, como a saliva, os iões de sódio (Na+) nas partículas de fosfosilicato de cálcio e sódio começam imediatamente (no espaço de um minuto) a trocar com catiões de hidrogénio (H+ ou H3O+). [65-67]

Esta rápida troca de iões permite que as espécies de cálcio (Ca^{2+}) e fosfato ($PO4^{3-}$) sejam libertadas da estrutura das partículas. Ocorre um modesto aumento localizado e transitório do pH que facilita a precipitação de cálcio e fosfato das partículas e da saliva para formar uma camada de fosfato de cálcio (Ca-P) nas superfícies dos dentes. À medida que as reacções e a deposição de complexos Ca-P continuam, esta camada cristaliza em apatite hidroxicarbonatada, que é química e estruturalmente semelhante à apatite biológica.[65]

A combinação das partículas residuais de fosfosilicato de sódio e cálcio com a camada de HCA resulta na oclusão física dos túbulos dentinários, o que aliviará a hipersensibilidade. Estas reacções químicas também podem ser úteis no tratamento da estrutura dentária desmineralizada e/ou na prevenção de uma maior desmineralização.

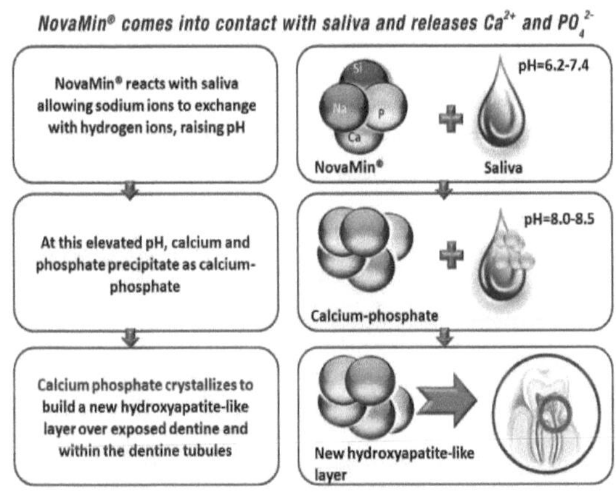

Figure 25. Mecanismo de ação do Novamin

Poliol sem sacarose (Sorbitol, Xilitol)

Xilitol

Introdução

O xilitol, um poliol de açúcar de cinco carbonos que ocorre naturalmente, é um hidrato de carbono cristalino branco conhecido há um século. Encontra-se naturalmente em frutas, legumes e bagas e é fabricado artificialmente a partir de materiais vegetais ricos em xilano, como a bétula e a madeira de praia. Atualmente, mais de 35 países aprovaram a utilização do xilitol em alimentos, produtos farmacêuticos e produtos de saúde oral, principalmente em gomas de mascar, pastas de dentes, xaropes e produtos de confeitaria.

Acredita-se que o xilitol é um álcool de açúcar não fermentável e "amigo dos dentes". As principais propriedades deste adoçante são o facto de não ser fermentado em ácidos, a menor formação de placa bacteriana e o número reduzido de estreptococos Mutans na saliva. Sugere-se que tem propriedades não-cariogénicas e cariostáticas. A perceção de doçura obtida pelo consumo de xilitol faz com que o corpo segregue saliva, que actua como um sistema tampão contra o ambiente ácido criado pelos microrganismos na placa dentária. O aumento do pH salivar pode elevar o pH em queda para o seu pH neutro em poucos minutos após o consumo de xilitol. Isto indica que o xilitol pode induzir a remineralização das camadas mais profundas do esmalte desmineralizado, facilitando o movimento e a acessibilidade do Ca^{2+}.[13]

As gomas de mascar de xilitol mostram uma boa redução na incidência de cáries até 5 anos, mesmo após a interrupção da terapia. A literatura dentária sugere que é necessário um mínimo de 5-6 gramas e três exposições por dia (de gomas de mascar e/ou rebuçados) para obter um efeito clínico. Está provado que uma exposição de três vezes por dia e 5-6 gramas de gomas ou rebuçados de xilitol produzem efeitos clínicos. Foi desenvolvido um novo método de administração de iões remineralizantes (cálcio e fosfato) em combinação com xilitol, utilizando um verniz de NaF (Embrace Varnish, Pulpdent). O revestimento de xilitol impede a reação precoce e produz uma libertação sustentada dos iões remineralizantes. A exposição da saliva dissolve o xilitol e liberta os iões de cálcio e fosfato. Estes reagem então com o flúor no verniz para formar fluorapatite protetora nos dentes.[6]

Mecanismo de ação[17]

O xilitol reduz os níveis de estreptococos mutans (EM) na placa bacteriana e na saliva, interrompendo os seus processos de produção de energia, levando a um ciclo energético inútil e à morte celular. Reduz a adesão destes microrganismos à superfície dos dentes e reduz também o seu potencial de produção de ácido. O xilitol, como qualquer outro adoçante, promove a mineralização aumentando o fluxo salivar quando utilizado como pastilha elástica ou pastilha de xilitol grande. A particularidade do xilitol é o facto de ser praticamente não fermentável pelas bactérias orais. Além disso, verifica-se uma diminuição dos níveis de MS, bem como da quantidade de placa bacteriana, quando há um consumo habitual de xilitol.

O Streptococcus mutans transporta o açúcar para o interior da célula num ciclo de consumo de energia que é responsável pelo crescimento

O xilitol é convertido em xilitol-5-fosfato através do fosfoenolpiruvato:

Sistema de frutose fosfotransferase de S. mutans

$\Downarrow$

Desenvolvimento de vacúolos intracelulares e degradação da membrana celular, levando à morte

$\Downarrow$

S. Mutans desfosforila o xilitol-5-fosfato

$\Downarrow$

Expulsão da molécula desfosforilada

$\Downarrow$

O xilitol inibe o crescimento de S. Mutans essencialmente por fazer a bactéria passar fome

Assim, o xilitol pode inibir o crescimento de bactérias orais nocivas, como o S. mutans. É provável que a remineralização seja explicada adequadamente pelo aumento do fluxo de saliva, rico em cálcio e fosfato, e pelo menor tempo em que o pH da placa é baixo e tem o potencial de causar desmineralização. Qualquer ação anti-cárie específica do xilitol é, portanto, provavelmente devida ao seu efeito na placa bacteriana e nos organismos da placa bacteriana.

Dose recomendada:

O consumo habitual de xilitol pode ser definido como o consumo diário de 5-7 g de xilitol, pelo menos três vezes por dia. A dose recomendada para a prevenção da cárie dentária é de 6-10 g/d.

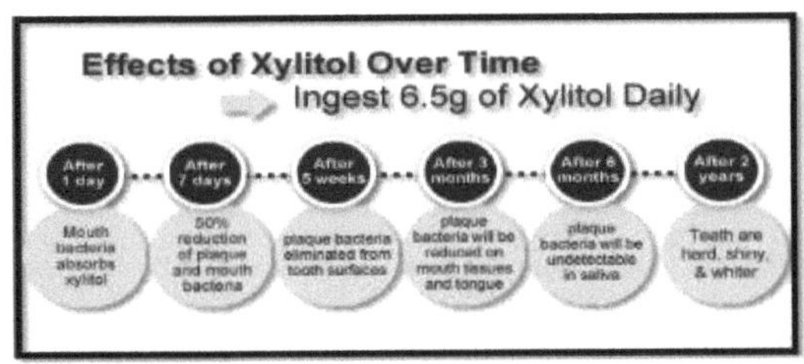

Figure 26. Efeito do Xilitol ao longo do tempo

Para as pessoas com disfunção da articulação temporomandibular e que têm dificuldade em mastigar, devem ser utilizados rebuçados de xilitol em vez de pastilhas elásticas. Em doses elevadas, o xilitol pode causar diarreia em crianças com 45 g/d e 100 g/d em adultos. A quantidade tolerada varia consoante a suscetibilidade individual e o peso corporal

Xilitol em comparação com outros edulcorantes não açucarados a granel[18]

Vários estudos sobre pastilhas elásticas, em particular, investigaram as alterações na quantidade de placa bacteriana após a utilização de xilitol, sorbitol ou misturas de xilitol e sorbitol. A maioria destes estudos mostra que, embora a quantidade de placa diminua com o xilitol, há poucas alterações na quantidade de placa após a utilização de sorbitol; as misturas de xilitol e sorbitol reduzem a quantidade de placa em comparação com o sorbitol, mas não tanto como com o xilitol apenas. O xilitol parece ter um efeito único na redução da adesão e seria de esperar que outros polióis não apresentassem este efeito clínico.

Veículos de Xylitol:

1. Pastilhas elásticas com xilitol[17]

A modalidade predominante de administração de xilitol tem sido a pastilha elástica. A pastilha elástica acelera os processos de lavagem do ácido e a absorção de moléculas benéficas de fosfato de cálcio para remineralizar o esmalte dos dentes. A duração recomendada para a mastigação depois de comer é de aproximadamente 20 minutos.

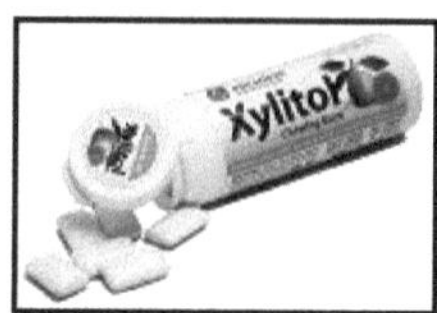

Figure 27. Pastilhas elásticas com xilitol

2. Dentifrício de xilitol[17]

A pasta de dentes com xilitol levou a uma diminuição das colónias de S. mutans na saliva, a quantidade de saliva segregada e o aumento do valor do pH. Tem um efeito positivo na qualidade do ambiente oral, e seria útil introduzi-lo em programas profilácticos. Foi demonstrado que uma baixa concentração de xilitol em pastas dentífricas com flúor melhora os efeitos cariostáticos no esmalte dentário. A utilização sinérgica de xilitol com pequenas doses de iões de flúor ajuda a controlar as cáries e a evitar o contacto do flúor com o esmalte dentário durante as fases de mineralização.

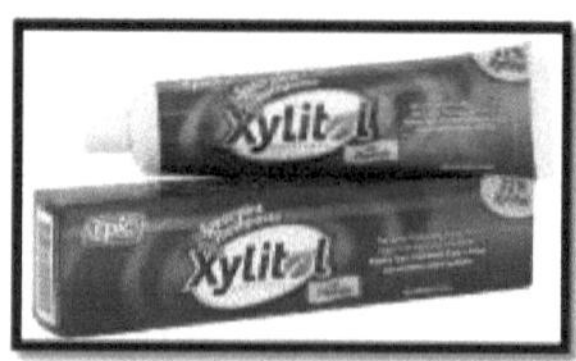

Figure 28. Dentífricos com xilitol

3. Xaropes de xilitol[17]

O xarope de xilitol está indicado em crianças pequenas com cáries precoces. Este método de administração de xilitol é mais aceitável e seguro para bebés e crianças pequenas. Observou-se que a administração duas vezes por dia de xarope oral de xilitol numa dose diária total de 8 g é eficaz na prevenção de cáries

Os estudos confirmam que o efeito anticárie é atribuído ao próprio xilitol e não às actividades de mastigação e digestão dos produtos consumidos. Uma vez que o xarope de xilitol não se encontra atualmente disponível no mercado retalhista, podem ser utilizados em alternativa produtos disponíveis no mercado, como o doce para pudim e o xarope de ácer. A dose terapêutica de 4 g por dose pode por vezes provocar fezes moles e diarreia. Por conseguinte, um aumento gradual da dose pode aclimatar o doente ao xilitol, reduzindo assim potenciais problemas gastrointestinais.

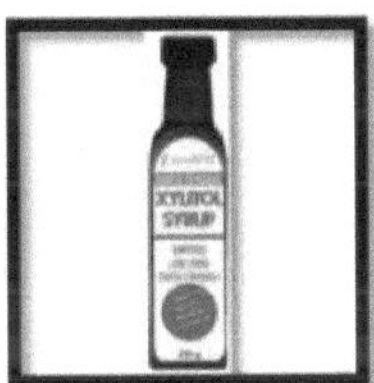

Figure 29. xarope com xilitol

4. Bochecho com xilitol[17]

A combinação xilitol/clorexidina inibiu mais os estreptococos quando comparada com o xilitol ou a clorexidina utilizados isoladamente. Esta ação sinérgica recém-descoberta pode ser utilizada em doentes com cáries de alto risco ou para reduzir a transmissão da esclerose múltipla de mãe para filho.

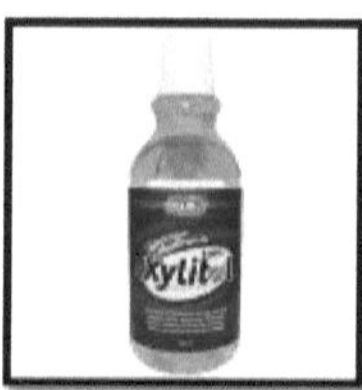

Figure 30. Colutório com xilitol

5. Gomas de Xilitol[17]

Milgrom et al estudaram o efeito do consumo habitual de gomas de xilitol (11,7 g/d) na redução de microrganismos cariogénicos em crianças em idade escolar. Registou-se uma redução significativa de S. mutans e S. sobrinus. Um efeito de platô foi observado em doses mais altas de xilitol (.11.7 g/d). Ly et al24 relataram que o consumo de gomas de ursinho contendo xilitol (11,7 ou 15,6 g/dia divididos em três exposições) causa reduções nos níveis de S. mutans/sobrinus.

<u>Sorbitol</u>

O poliol mais utilizado nos Estados Unidos é o sorbitol, que é o adoçante padrão em várias gomas de mascar sem açúcar e medicamentos de venda livre. O sorbitol é 60% mais doce do que a sacarose e é muito mais barato do que o xilitol. O sorbitol é menos eficaz do que o xilitol no controlo das cáries, mas o seu custo mais baixo torna-o apelativo para os fabricantes de alimentos.

Em termos de cariogénese, o sorbitol tem uma vantagem sobre os açúcares porque, em pequenas quantidades, não baixa o pH da placa bacteriana ao ponto de ocorrer a desmineralização do esmalte. No entanto, o sorbitol deve ser considerado um adoçante pouco cariogénico e não um não cariogénico, porque o consumo de grandes quantidades (mais de duas pastilhas elásticas por dia) aumenta a produção de ácido na placa bacteriana e o número de microrganismos fermentadores de sorbitol.

O sorbitol numa solução (como num refrigerante) pode ser fermentado, embora lentamente, por estreptococos mutans. Os microrganismos cariogénicos podem -aprender a metabolizar o sorbitol quando o seu fornecimento de açúcar é limitado; esta forma de adaptação ao sorbitol foi demonstrada em animais. Firestone e Navia sugeriram que esta adaptação poderia ter ocorrido devido à seleção por bactérias fermentadoras de sorbitol ou à indução por enzimas metabolizadoras específicas do sorbitol.

A mastigação de pastilhas elásticas adoçadas com sorbitol durante cerca de cinco minutos após o enxaguamento com sacarose demonstrou reduzir substancialmente a desmineralização. Pensa-se que a estimulação salivar da pastilha elástica adoçada com sorbitol também promove a remineralização, embora não seja claro se resulta do sorbitol ou apenas da mastigação. Apenas alguns ensaios clínicos foram realizados especificamente com sorbitol, embora alguns ensaios tenham sido realizados com xilitol, sorbitol e misturas de xilitol e sorbitol. Um estudo in vitro sugeriu que tanto o sorbitol como o xilitol podem ser decompostos por determinadas estirpes de lactobacilos, reduzindo assim o pH o suficiente para desmineralizar o esmalte.[19]

<u>Nanopartículas para remineralização</u>

<u>Nanohidroxiapatite</u>

A nano-hidroxiapatite (n-HAP) é um dos materiais mais biocompatíveis e bioactivos, tendo ganho imensa popularidade na medicina dentária nos últimos anos. Existe uma semelhança entre a nano-hidroxiapatite (n-HAP) e o cristal de apatite do esmalte dentário em termos de morfologia e estrutura cristalina. Por conseguinte, pode ser substituído pelo constituinte mineral natural do esmalte para reparação biomimética.

Durante a remineralização com nano-HA, os cristais aciculares de nano-HA sedimentam-se no esmalte dentário e preenchem diretamente os defeitos e microporos das superfícies desmineralizadas. Como resultado, verifica-se uma diminuição dos defeitos e cavidades da superfície do esmalte e um aumento da dureza da superfície do esmalte. Amin M et al efectuaram um estudo e concluíram que as pastas Nano-HAP disponíveis no mercado são eficazes na diminuição da hipersensibilidade dentinária se forem utilizadas durante 6 meses como agente dessensibilizante.[58]

Produto comercial-

Pasta dentífrica Apagard/enxaguamento bucal Desensin

<u>Nanomateriais à base de fosfato de cálcio</u>

Inclui nanopartículas de HAP, TCP e ACP como fontes para libertar iões de cálcio/fosfato e aumentar a supersaturação de HAP em lesões cariosas. β-TCP (Ca_3 (PO)$_{42}$) O β-TCP pode ser funcionalizado com materiais orgânicos e/ou inorgânicos para formar o chamado β-TCP funcionalizado (fβ-TCP).

Nanopartículas ACP

São pequenas partículas esferoidais com uma dimensão na escala nanométrica (40-100 nm). As nanopartículas de ACP, como fonte de iões de cálcio e fosfato, foram adicionadas a resinas compostas, cimentos de ionómero e adesivos. Um estudo que utilizou modelos de cáries in situ em humanos revelou que os nanocompósitos contendo nanoACP impediram a desmineralização nas margens restauração-esmalte, produzindo uma menor perda de minerais do esmalte em comparação com o compósito de controlo.8 Estudos in vitro realizados por Xu Zhang confirmaram que a taxa de remineralização dos tratamentos com complexos de Pchitosan-ACP era significativamente superior à do tratamento com flúor.[29]

Materiais de vidro nanobioactivos

Sheng et al. descobriram que as partículas de nanoBG podem promover a formação de minerais nas superfícies da dentina e demonstraram que tornam a dentina mais resistente aos ácidos.[30]

<u>Remineralização induzida por campo elétrico</u>

Esta técnica foi introduzida por Wu com o objetivo de remineralizar a matriz de colagénio dentinário completamente desmineralizada e também para diminuir o tempo de mineralização. Isto foi conseguido através desta técnica na ausência de fosfatos de cálcio e dos seus análogos com a ajuda de eletroforese.[20]

Baseia-se na utilização de uma corrente eléctrica para reverter a cárie dentária através do aumento da remineralização. A utilização de uma corrente eléctrica minúscula de poucos microamperes que não pode ser sentida pelo paciente empurra os minerais para o interior do dente para reparar o defeito limpo. Este processo não requer injeção, nem perfuração do dente, nem materiais de preenchimento e desencadeia a remineralização a partir da parte mais profunda da lesão. O desenvolvimento de um modelo pronto a utilizar pelos dentistas a partir do dispositivo protótipo desenvolvido pela Reminova Ltd está atualmente a ser investigado.[28]

A remineralização eletricamente acelerada e melhorada (EAER) é uma tecnologia de remineralização recentemente desenvolvida, direcionada para lesões iniciais e moderadas do esmalte, com os objectivos de tratamento de preservar todo o tecido saudável, restaurar a profundidade total da lesão de cárie e melhorar as propriedades mecânicas do esmalte tratado.[57] Utiliza a iontoforese para acelerar o fluxo de iões remineralizantes para a parte mais profunda da lesão de cárie subsuperficial. Isto cria um ambiente que favorece a remineralização da lesão que depois amadurece para dar à lesão reparada uma dureza e densidade mineral óptimas. Ao contrário dos péptidos biomiméticos, o EAER não "regenera" o esmalte perdido através de proteínas da matriz ou da captura orgânica de iões Ca^{2+} e PO_4^{3-}. No entanto, as lesões tratadas com

EAER têm uma aparência muito semelhante à do esmalte saudável, sem hastes quebradas ou prisma degradado.

Polidopaminas

A polimerização oxidativa da dopamina em soluções aquosas forma espontaneamente a polidopamina, imitando a DOPA, que apresenta uma forte propriedade adesiva a vários substratos em condições húmidas. Na dentina desmineralizada, as fibras de colagénio quando revestidas com polidopamina, a remineralização foi promovida, o que mostra que a ligação da polidopamina à fibra de colagénio actua como um novo local de nucleação que será favorável ao crescimento de cristais de HA. [43]

Proantocianidina

O PA é um bioflavonoide que contém um núcleo molecular de ácido benzeno-pirano-fenólico. O extrato de semente de uva (GSE) contém PA,44 que pode formar complexos de HA visualmente insolúveis quando misturado com uma solução remineralizante a pH 7,4. Cheng-fang Tan et al. observaram um aumento dependente da concentração na microdureza quando a dentina desmineralizada com ataque ácido semelhante à cárie foi tratada com GSE rico em proantocianidinas. Além disso, Epasinghe et al. provaram in vitro o efeito sinérgico da AP quando combinada com CPP fosfato de fluoreto de cálcio amorfo (CPP-ACFP) na remineralização de cáries radiculares artificiais, tendo verificado um aumento do ganho mineral e da dureza das cáries radiculares artificiais.

O extrato de grainhas de uva contém proantocianidina (PA), que é um tipo de polifenol. Os polifenóis são substâncias derivadas de plantas que possuem propriedades anti-inflamatórias e antioxidantes. A proantocianidina actua acelerando a conversão do colagénio solúvel em colagénio insolúvel. As matrizes de colagénio que são submetidas à proantocianidina são biocompatíveis e inibem a atividade de enzimas como a amilase, a glucosil transferase e a F-ATPase. A PA inibe as glucosil-transferases que são produzidas pelo Streptococcus mutans, resultando assim na inibição da cárie. Um estudo realizado por Zhao et al. demonstrou que 1, 2 e 3mg/mL de extrato de grainha de uva inibiu a progressão da lesão de cárie do esmalte artificial. Epasinghe et al. efectuaram um estudo in vitro e concluíram que a proantocianidina, quando combinada com o CPP-ACFP (fosfato de fluoreto de cálcio amorfo CPP), apresenta um efeito sinérgico na remineralização de cáries radiculares artificiais.[21]

Péptido de auto-montagem

Desenvolvimentos recentes na investigação revelaram o papel do tratamento com péptidos, que demonstrou um efeito combinado de aumento do ganho mineral e inibição da perda mineral do dente. Os peptídeos formadores de folhas β, P114, que se auto-montam para formar estruturas tridimensionais sob condições ambientais definidas, demonstraram ser capazes de nucleação de HAP. Os grupos aniónicos das cadeias laterais do P114 atraem iões Ca++, induzindo a precipitação de HAP in situ.

Péptidos P11-4 auto-montáveis Uma abordagem regenerativa ideal do esmalte envolveria a substituição da matriz degradada do esmalte por uma matriz biomimética que favorecesse a remineralização em profundidade das lesões do esmalte. Um desenvolvimento empolgante neste campo é um péptido monomérico constituído por 11 aminoácidos chamado P11-4. Este peptídeo, concebido de forma racional, auto-monta-se em estruturas fibrilares tridimensionais hierárquicas em resposta a condições locais, tais como a elevada força iónica e o pH ácido encontrados no corpo da lesão. A matriz fibrilar do P11-4 tem uma elevada afinidade para iões Ca2+ e actua como um nucleador para a formação de novo de HA, resultando na remineralização do corpo da lesão. [56]

A análise dos dados in vitro mostrou que a presença de fibras de P11-4 no corpo da lesão resultou numa formação mais rápida de HA, produzindo cristais em forma de agulha dispostos tangencialmente, com aumento da microdureza da lesão subsuperficial remineralizada. O P11-4 demonstrou resultados promissores como agente de mineralização biomimética em ensaios clínicos e in vivo. Isto inclui a capacidade de reverter lesões oclusais e proximais precoces que são mais resistentes à remineralização por flúor do que as lesões de superfície lisa. O P11-4 isotrópico de baixa viscosidade, quando aplicado na lesão cariosa inicial, difunde-se rapidamente para o corpo da lesão, onde se transforma num gel nemático elastomérico na presença de catiões e pH <7,4, levando à formação de uma matriz de fibras tridimensional e à subsequente biomineralização da lesão. [51]

As lesões cariosas tratadas com P11-4 apresentaram uma melhoria significativa do aspeto visual e um aumento da opacidade radiográfica, permanecendo estáveis mesmo 6-12 meses após o tratamento. Um recente ensaio clínico aleatório (RCT) demonstrou que a biomineralização facilitada pelo P11-4 em combinação com o flúor é segura e mais eficaz do que o atual padrão de ouro clínico do tratamento com flúor isolado. Como o P11-4 se baseia na remineralização natural impulsionada pela saliva, a sua eficácia dependerá da qualidade da saliva do indivíduo, especialmente do seu conteúdo mineral, pH e taxa de fluxo.[50] Este facto pode reduzir a sua eficácia em doentes com xerostomia. Sem dúvida, a terapia com P11-4 é um passo significativo em direção ao objetivo ilusório da regeneração guiada do esmalte, mas são necessários mais estudos controlados a longo prazo para confirmar e quantificar estes resultados, bem como para identificar factores adicionais que possam potenciar o processo de reparação.

Teobromina

A teobromina é um membro da família das xantinas, presente no cacau (240 mg/copo) e no chocolate (1,89%), e demonstrou aumentar o crescimento cristalino do esmalte. Numa avaliação comparativa do potencial remineralizante do dentífrico de teobromina e fluoreto de sódio por Amaechi et al, foi observado um ganho mineral significativamente mais elevado com o dentífrico de teobromina e fluoreto em relação à saliva artificial.[32] Grace Syafira et al. demonstraram um aumento da microdureza do esmalte após o tratamento com teobromina na superfície do esmalte.[33] Entretanto, Abdillah Imron Nasution verificou que o aumento da dureza da superfície do esmalte pela aplicação de fluoreto é superior ao da teobromina.[34]

Bicarbonato de arginina

O bicarbonato de arginina é um aminoácido com partículas de carbonato de cálcio, que podem aderir à superfície do mineral. Quando o carbonato de cálcio se dissolve, o cálcio libertado fica disponível para remineralizar o mineral, enquanto a libertação de carbonato pode provocar um ligeiro aumento do pH local.[36] Os estudos sobre os blocos de esmalte bovino desmineralizados realizados por Yamashita et al. com formulações de arginina e flúor mostraram que, quando utilizada em combinação com flúor, a arginina aumentou significativamente a absorção de flúor em comparação com o flúor isolado, e as lesões tratadas com pasta dentífrica contendo arginina também mostraram uma absorção superior de flúor em comparação com as tratadas com pasta dentífrica convencional com flúor.[35]

A arginina, um aminoácido comum encontrado na saliva, é decomposta pelas bactérias da placa bacteriana oral em álcalis neutralizantes de ácido. A produção de ácido pela placa dentária é a causa direta da cárie dentária; é de notar que o aumento das proporções de organismos acidúricos parece ocorrer à custa de espécies menos acidúricas e geralmente associadas à saúde dentária, incluindo Streptococcus sanguinis e Streptococcus gordonii. Alguns dos organismos menos acidúricos associados à saúde dentária obtêm proteção contra a acidificação da placa através da hidrólise da ureia ou da arginina em amoníaco, quer através da expressão de uma enzima urease, quer através do sistema arginina deiminase (ADS), respetivamente.

A produção de amoníaco pelas bactérias orais pode influenciar positivamente o equilíbrio entre a remineralização e a desmineralização do dente e pode ajudar a prevenir o aparecimento de uma microflora cariogénica. Assim, a capacidade dos biofilmes orais para gerar álcalis parece ser um importante fator inibidor da cárie. A ureia e a arginina podem ser rapidamente metabolizadas pelas bactérias orais para provocar um aumento do pH ambiental. Foi também revelada uma forte correlação entre níveis elevados de arginina livre na saliva e a resistência à cárie. Além disso, foi demonstrado que a placa dentária de indivíduos resistentes à cárie tem valores de pH mais elevados em comparação com a placa de indivíduos susceptíveis à cárie e, em parte, o aumento do pH foi correlacionado com níveis elevados de amoníaco.[79-83]

<u>Probióticos</u>

Os probióticos são definidos como microrganismos vivos, principalmente bactérias, que são seguros para o consumo humano e que, quando ingeridos em quantidades suficientes, têm um efeito benéfico na saúde humana, para além da nutrição básica. A primeira espécie probiótica a ser introduzida na investigação foi o Lactobacillus acidophilus por Hull et al. em 1984; seguido do Bifidobacterium bifidum por Caglar et al.

Os probióticos têm demonstrado influenciar o sistema imunitário através de vários mecanismos moleculares: Na cavidade oral, os probióticos podem criar um biofilme, actuando como um revestimento protetor dos tecidos orais contra as doenças orais. Este biofilme mantém os agentes patogénicos bacterianos afastados dos tecidos orais, preenchendo um espaço que os agentes patogénicos invadiriam na ausência do biofilme e competindo com o crescimento de bactérias cariogénicas e agentes patogénicos periodontais. A administração de lactobacilos probióticos (LGG) no leite a crianças do jardim de infância em Helsínquia, Finlândia, resultou na redução do desenvolvimento inicial de cáries.

Comelli et al estudaram 23 estirpes de bactérias lácteas para a prevenção de cáries dentárias e referiram que apenas duas estirpes, nomeadamente Streptococcus thermophilus e Lactcoccus lactis, foram capazes de aderir à hidroxiapatite revestida com saliva e foram incorporadas com sucesso num biofilme semelhante à placa dentária. Recentemente, foi demonstrado que o queijo probiótico reduziu a prevalência de candida oral. [86]

O queijo pode ser o veículo ideal para a administração de probióticos aos seres humanos. O queijo melhora a remineralização e previne a desmineralização do esmalte. Os produtos de iogurte contendo L.

reuteri mostraram um efeito inibidor de crescimento significativo contra S. mutans, enquanto os iogurtes com outros lactobacilos que não L. reuteri não mostraram tal inibição. O tempo de residência dos probióticos na cavidade oral após a interrupção do tratamento foi estudado por Çaglar et al. Foi demonstrada uma redução do nível de S. mutans após duas semanas de utilização de um iogurte enriquecido com L. reuteri; os efeitos foram observados durante a utilização e durante alguns dias após a interrupção.

Wolf et al. observaram uma perda de colonização por L. reuteri dois meses após a interrupção do uso de probióticos. Chupar um dispositivo médico contendo uma pastilha probiótica com L. reuteri uma vez por dia durante 10 dias reduziu os níveis de mutans salivares. No entanto, é pouco provável que ocorra uma colonização permanente. Portanto, o consumo regular de produtos probióticos é necessário para manter os níveis preventivos e terapêuticos.

Para além dos probióticos, outra medida que reduz competitivamente a composição patogénica na flora oral surgiu com os avanços da engenharia genética e da tecnologia de recombinação do ADN. Este método é a chamada terapia de substituição. A terapia de substituição envolve a utilização de uma estirpe efectora inofensiva que é permanentemente colonizada na microflora do hospedeiro. Esta estirpe efectora foi concebida para impedir a colonização ou o crescimento de um determinado agente patogénico.

Para prevenir uma infeção utilizando a terapia de substituição (recentemente referida como terapia probiótica), é utilizada uma estirpe efectora natural ou geneticamente modificada para colonizar intencionalmente os locais nos tecidos susceptíveis do hospedeiro que são normalmente colonizados por um agente patogénico. Se a estirpe efectora estiver melhor adaptada do que o agente patogénico, a colonização ou o crescimento do agente patogénico será impedido através do bloqueio dos locais de fixação, competindo por nutrientes essenciais ou através de outros mecanismos. Enquanto a estirpe efectora persistir como residente da flora indígena, o hospedeiro está potencialmente protegido por um período de tempo ilimitado. A estirpe BCS3-L1 de S. mutans é uma estirpe efectora geneticamente modificada concebida para utilização em terapias de substituição para prevenir a cárie dentária.

Para ser uma estirpe efectora eficaz, a BCS3 L1 deve satisfazer quatro pré-requisitos: Deve ter um potencial patogénico significativamente reduzido para promover a cárie. Deve colonizar persistentemente os locais de S. mutans, impedindo assim a colonização por estirpes causadoras de doenças sempre que o hospedeiro entra em contacto com elas. Deve deslocar agressivamente as estirpes indígenas de S. mutans e permitir que os indivíduos previamente infectados sejam tratados com terapia de substituição. Deve ser seguro e não tornar o hospedeiro suscetível a outras condições de doença.

Do ponto de vista da terapia de substituição para a prevenção da cárie, a implantação de uma estirpe efectora seria melhor conseguida em crianças imediatamente após a erupção do dente e antes da aquisição de uma estirpe indutora de cárie. Um aspeto final da segurança da terapia de substituição é a exigência de uma disseminação controlada da estirpe efectora na população. A produção de Mutacin 1140 proporciona claramente uma vantagem selectiva para a colonização por BCS3-L1. No entanto, a dose infecciosa mínima não foi determinada para esta estirpe ou qualquer outra estirpe de S. mutans em humanos.

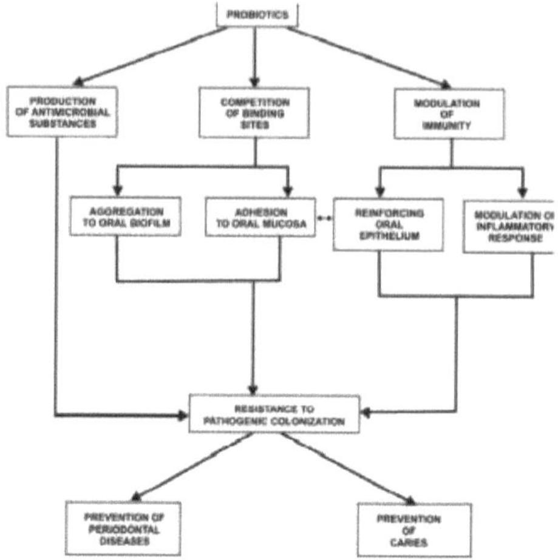

Quadro 1: Mecanismo de ação dos probióticos

Remineralização biomimética

Os produtos de higiene oral que contêm flúor são eficazes na remineralização do esmalte, mas não têm o potencial de promover a formação de cristais de apatite organizados. Atualmente, existe uma tentativa de passar de terapias reparadoras para terapias de biomineralização regenerativas, em que os tecidos dentários doentes são substituídos por tecidos biologicamente semelhantes.[48] A regeneração do esmalte é, no entanto, particularmente difícil, uma vez que o esmalte maduro é acelular e não se reabsorve ou remodela a si próprio, ao contrário do osso ou da dentina. Os avanços nos métodos de engenharia de tecidos produziram métodos biomiméticos que demonstraram um forte potencial para regenerar a microestrutura hierárquica do esmalte.

Péptidos 8DSS derivados da fosfoproteína da dentina

A fosfoproteína da dentina (DPP) é o componente da matriz extracelular não colagénica mais abundante na dentina e é conhecida por desempenhar um papel crítico na mineralização dos dentes. A DPP humana contém numerosas sequências nucleotídicas repetitivas de aspartato-serina-serina (DSS) que se acredita promoverem a formação de hidroxiapatite (HA), com estudos que demonstram que a DPP pode gerar cristais de HA em soluções de fosfato de cálcio. Foram concebidos vários peptídeos funcionais curtos baseados no DPP, uma vez que oferecem uma série de vantagens em relação ao DPP completo, tais como maior pureza e melhor adaptação conformacional ao esmalte, evitando ao mesmo tempo alergias e imunogenicidade frequentemente associadas às proteínas animais.

Entre os péptidos derivados da DPP, as repetições octuplas de aspartato-serina-serina (8DSS) são as mais activas na promoção da biomineralização. Os péptidos 8DSS têm essencialmente duas superfícies de ligação aos minerais e podem ligar-se fortemente não só aos iões Ca2+ e PO4 3- livres, mas também à superfície da HA.[46] A aplicação destes péptidos no esmalte pode impedir a dissolução de iões Ca2+ e PO4 3- para o meio circundante, ao mesmo tempo que promove a captura destes iões da solução. Assim, os péptidos 8DSS parecem ter um mecanismo duplo na mediação da deposição de minerais biologicamente dirigida. Em primeiro lugar, limitam a dissolução de iões Ca2+ e PO4 3- da dentina desmineralizada e, em segundo lugar, promovem a captura destes iões para formar novos depósitos minerais no esmalte desmineralizado. [45]

O mineral recém-crescido apresentava uma deposição uniforme de pequenos cristais de apatite com propriedades significativamente melhoradas, tais como uma menor rugosidade da superfície e uma maior dureza e módulo de elasticidade.[44] Um estudo recente in vitro também forneceu fortes indícios de que o péptido biomimético 8DSS, para além de inibir a desmineralização do esmalte por si só, poderia potenciar significativamente a capacidade do flúor para fazer o mesmo. Esta interação sinérgica pode ser útil para diminuir a concentração de flúor para a prevenção de cáries em crianças pequenas, reduzindo o seu risco de fluorose dentária.

Até à data, a prova de conceito dos péptidos 8DSS foi demonstrada apenas em sistemas in vitro e é provável que apresente alguns desafios quando utilizados clinicamente. Por exemplo, não se sabe se estes péptidos podem sobreviver à ação enzimática na cavidade oral, embora o facto de serem péptidos curtos deva torná-los alvos relativamente difíceis para as enzimas hidrolíticas. Outro inconveniente é que, como o 8DSS se liga fortemente ao cálcio, pode levar à formação de cálculos se não for controlado. No entanto, se futuros estudos in vivo puderem confirmar a promessa clínica do

8DSS e superar os desafios, ele é muito promissor como agente biomineralizante sem flúor.[43]

<u>Amelogenina</u>

A matriz orgânica do esmalte, rica em amelogenina, desempenha um papel fundamental na regulação do crescimento, forma e disposição dos cristais de AH durante a mineralização do esmalte. No entanto, o esmalte maduro carece de proteínas da matriz e não consegue regenerar a perda mineral causada pela cárie dentária ou pela erosão. Recentemente, foram propostas várias estratégias promissoras para reproduzir a complexa microestrutura do esmalte utilizando sistemas sintéticos à base de amelogenina. Descobriu-se que a amelogenina porcina recombinante (rP172) estabiliza os aglomerados de fosfato de cálcio e promove o crescimento de cristais de esmalte hierarquicamente dispostos em lesões gravadas com ácido, melhorando significativamente a sua dureza e módulo de elasticidade. Este crescimento biomimético de cristais de HA também gerou uma interface robusta entre a camada recém-formada e o esmalte nativo, garantindo a eficácia e a durabilidade das restaurações.

Uma excelente alternativa de baixo custo e mais segura para a amelogenina completa é um péptido de amelogenina rico em leucina que é composto por apenas 56 aminoácidos. O péptido de amelogenina rico em leucina não fosforilado contém apenas os domínios N- e C-terminais da amelogenina original, sendo estes domínios conhecidos por serem responsáveis pela orientação do crescimento e ligação dos minerais.[42] Estudos in vitro demonstraram que o tratamento de lesões de esmalte com o péptido de amelogenina rico em leucina reduziu a profundidade da lesão e permitiu a reconstrução biomimética do esmalte, promovendo o crescimento linear de cristais de esmalte maduros ao longo do eixo c.[41]

A adição de inibidores da mineralização, como o pirofosfato inorgânico ou a metaloproteinase da matriz, aos conjuntos sintéticos de amelogenina foi capaz de regular melhor o tamanho, a forma e a orientação de uma nova camada mineral fortemente aderente, ao mesmo tempo que evitava a oclusão indesejável da proteína dentro dos cristais recém-formados.[40] Uma desvantagem da regeneração do esmalte mediada pela amelogenina é que não só a proteína é difícil de extrair e armazenar, como o crescimento da camada de esmalte reparada também demora muito tempo, tornando-a potencialmente inadequada para utilização clínica. Além disso, embora se tenha verificado que a amelogenina promove a nucleação da apatite in vitro, ainda não há provas diretas de que ocorra uma biomineralização semelhante in vivo.[39]

Dendrímeros de poli (amido amina)

Os dendrímeros de poli (amido amina) (PAMAM) são polímeros altamente ramificados caracterizados pela presença de cavidades internas, um número de grupos terminais reactivos e um tamanho e forma bem definidos. Estes dendrímeros inspirados na amelogenina têm sido referidos como "proteínas artificiais", uma vez que podem imitar as funções das matrizes orgânicas na modulação da biomineralização do esmalte dentário.

Diversos estudos in vitro demonstraram que os dendrímeros PAMAM anfifílicos, terminados em carboxilo e terminados em fosfato apresentavam uma forte tendência para se auto-montarem em estruturas hierárquicas de cristais de esmalte. Os novos cristais criados pelos modelos orgânicos PAMAM tinham a mesma estrutura, orientação e fase mineral do esmalte intacto, com os nanobastões de HA estreitamente paralelos aos prismas originais. [38]

Os dendrímeros PAMAM sintéticos têm o potencial de atuar como análogos da amelogenina para biomineralização, ultrapassando a dificuldade associada à extração, purificação e armazenamento da proteína natural. No entanto, ainda estão longe da tradução clínica, com estudos in vivo até agora limitados apenas a experiências em animais. Para além disso, tal como a amelogenina, a remineralização do esmalte mediada por PAMAM é também um processo moroso e, a menos que isso possa ser potenciado, a sua aplicação clínica pode não ser prática. Recentemente, houve sugestões de que os lasers poderiam ser utilizados para acelerar o processo de biomineralização e controlar o crescimento dos cristais exatamente onde necessário.

<u>Ozono</u>

O ozono é um composto químico constituído por três átomos de oxigénio (O3, oxigénio triatómico). A terapia com ozono provou ser eficaz numa vasta gama de aplicações dentárias, incluindo prótese dentária, endodontia, periodontia, procedimentos cirúrgicos e medicina dentária preventiva. É geralmente defendida em medicina dentária para a esterilização de cavidades, canais radiculares, bolsas periodontais e lesões herpéticas. A ozonoterapia também é proposta para estimular a remineralização de cáries incipientes após o tratamento por um período de cerca de 6 a 8 semanas.[59]

O ozono existe como gás incolor, com um odor pungente à temperatura ambiente, detetável mesmo em concentrações tão baixas como 0,02-0,05 ppm. A sua meia-vida varia com a variação da temperatura. A 20^0 C tem uma meia-vida de 40 min, a 0^0 C cerca de 140 min.[88]

Mecanismo de ação em lesões cariosas[89] :

Pode postular-se que o efeito oxidante do ozono pode remover as proteínas das regiões desmineralizadas e, assim, aumentar a difusão dos iões de cálcio e fosfato e remineralizar as lesões. Outro possível mecanismo de ação do ozono para reverter a cárie inicial do esmalte é que o ozono oxida o ácido pirúvico em acetato e dióxido de carbono, criando um ambiente alcalino e aumentando a remineralização usando minerais da saliva ou agentes remineralizantes. Sameul et al (2016) estudaram o efeito não antimicrobiano do ozono no aumento da remineralização; estudos anteriores descobriram que o ozono não afectou as propriedades físicas do esmalte, como a microdureza, o ângulo de contacto e a resistência ao ácido, mas o efeito do ozono no esmalte desmineralizado ainda não foi estudado.

A água com ozono é considerada mais eficaz do que o gás de ozono devido à fraca solubilidade do gás de ozono na fase aquosa, reduzindo assim a sua concentração efectiva. O ozono é um oxidante potente e pode oxidar as biomoléculas da lesão cariosa e, consequentemente, abrir os túbulos dentinários nessas regiões e promover a remineralização. Da mesma forma, é possível que um oxidante potente como o ozono afecte as proteínas do esmalte desmineralizado, cause a remoção dessas proteínas e aumente a difusão de agentes remineralizantes, remineralizando assim a lesão.

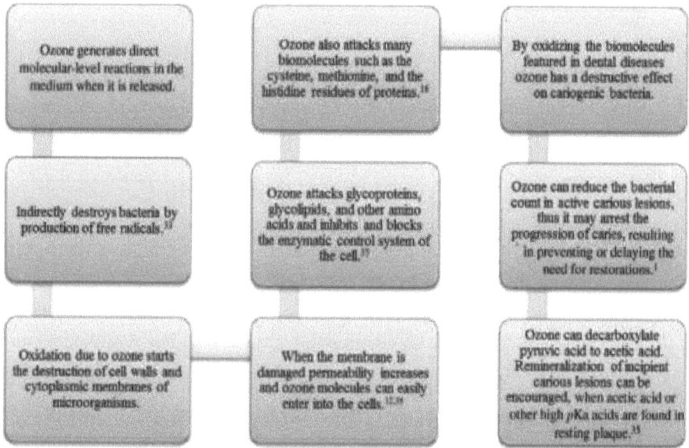

Gráfico 2: Mecanismo de ação do ozono

Ozonoterapia e cáries dentárias[88]

A ozonoterapia é utilizada como uma modalidade de tratamento atraumático na prática dentária. Alguns dos estudos in vitro com acompanhamento a curto prazo avaliaram o efeito do ozono nas cáries de fossas e fissuras e nas cáries radiculares primárias, com resultados que mostram reduções significativas no número de microrganismos nas lesões cariosas.

Em lesões pequenas e não cavitadas houve uma maior redução do número de microrganismos após a aplicação do ozono do que em lesões maiores, e lesões mais próximas da margem gengival também apresentaram menor redução do número de microrganismos. Isso sugere que a reversão de lesões cariosas depende do tamanho e da localização. As lesões não cavitadas tiveram maior probabilidade de reversão do que as lesões cavitadas. Os valores de dureza melhoraram significativamente nas lesões de teste tratadas com ozono após 4, 6 e 8 meses (P <0,05) em comparação com a linha de base, enquanto que as lesões de controlo não tiveram alterações significativas na dureza em qualquer intervalo de tempo.

Foi demonstrado que a infusão de ozono em dentina não cariosa preveniu a formação de biofilme in vitro de S. mutans e L. acidophilus durante um período de 4 semanas. O tempo de contacto pode ser definido como o período de tempo em que os tecidos são expostos ao ozono antes de o ozono se desintegrar. Quanto maior for o tempo de contacto, melhor será a taxa de morte microbiológica. Foi demonstrado que ao aumentar o tempo de contacto de 10 para 20 s, a taxa de morte bacteriana mudou de ozono como desinfetante para adquirir um efeito esterilizante. Uma aplicação de 40 s de ozono foi encontrada para reduzir significativamente o número de Streptococcus mutans. Um estudo recente relatou que após 60 segundos de tratamento com ozono, as espécies cariogénicas S. mutans, L. casei e A. naeslundii foram quase eliminadas. Esta eliminação foi reduzida na presença de saliva, embora o aumento do tempo de aplicação do ozono para 60 s tenha superado estes redutores na saliva.

A deteção de proteínas salivares alteradas indica que os componentes da saliva constituem alvos adicionais para o ozono. Num estudo sobre lesões primárias de cáries radiculares (PRCL), verificou-se que a aplicação de ozono durante 10 ou 20 s reduziu drasticamente a maioria dos microrganismos nas PRCLs sem quaisquer efeitos secundários registados em intervalos de recordação entre 3 e 5,5 meses. Outro estudo observou que após 18 meses 100% das PRCLs tratadas com ozono tinham melhorado.

O ozono não teve influência nas propriedades físicas do esmalte para melhorar ou dificultar a capacidade de selamento. Assim, o ozono pode ser aplicado sobre esmalte intacto e preparado durante o processo de restauração. Um estudo concluiu que a aplicação de ozono na forma gasosa não afecta o módulo de elasticidade e a dureza de Vicker da dentina. Assim, a aplicação de ozono na dentina pode ser realizada pelo clínico dentário sem prejudicar as propriedades micromecânicas do substrato.

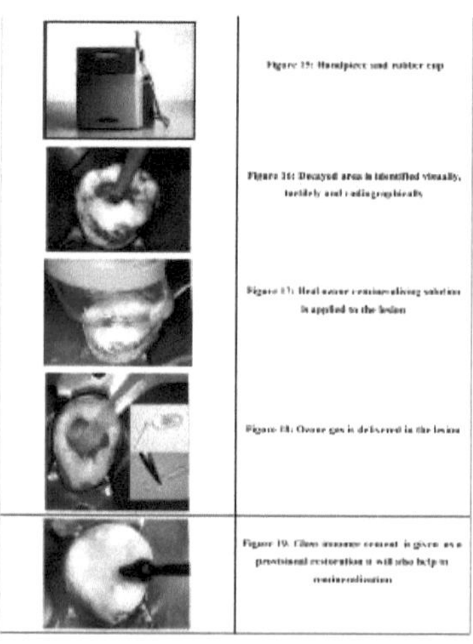

Figure 31. Passos envolvidos na ozonoterapia

Sistemas de ozono disponíveis no mercado

A KaVo produz o HealOzone que foi objeto de quase uma década de estudos clínicos, investigação e desenvolvimento. Foi demonstrado que é muito seguro quando utilizado na cavidade oral. Existem outros sistemas disponíveis, como a unidade fornecida pela Lime Technologies (CMU3 Lime Technologies, Parkview, África do Sul). Este aparelho fornece ozono que é soprado nas lesões cariosas. No entanto, as instruções do fabricante devem ser seguidas de perto para evitar potenciais danos nos pulmões devido à inalação inadvertida de ozono nos brônquios e alvéolos dos pulmões. Uma terapia de ozono 186 abordagem ligeiramente diferente é oferecida pela TherOzone (Santa Monica, EUA). Esta unidade fornece água ozonizada para fins de desinfeção.

Lasers

LASER - Amplificação da Luz por Emissão Estimulada de Radiação.

Definição: "Dispositivos que geram ou amplificam a luz e cobrem a radiação em comprimentos de onda que vão desde a gama dos infravermelhos até aos ultravioletas e mesmo à gama dos raios X moles."

Para prevenir a cárie dentária e na procura de métodos alternativos para a prevenção da cárie, ou de novas formas de aumentar os actuais programas preventivos, é utilizada uma das medidas preventivas potencialmente eficazes, ou seja, os lasers. Já em 1966, Stern e Sognnaes, utilizando um laser Nd:YAG (Neodymium-Doped Yttrium Aluminium Garnet), demonstraram que os espécimes de esmalte irradiados eram resistentes à desmineralização ácida. Em 1980, também utilizando um laser Nd:YAG, Yamamoto e Sato relataram que os espécimes de esmalte irradiados, que foram incorporados em várias dentaduras humanas, não apresentavam alterações visíveis detectáveis quando comparados com lesões brancas calcárias em espécimes de esmalte não irradiados.

Hicks, et al., em 1993, concluíram que a exposição de superfícies de esmalte sólidas à irradiação com laser de árgon aumenta a capacidade do esmalte envelhecido para resistir a um desafio cariogénico constante in vitro. Mostraram que a irradiação das superfícies de esmalte com laser de árgon resultava numa redução significativa da profundidade da lesão após um desafio ácido. Featherstone e colegas relataram os efeitos inibidores de cáries dos lasers de CO_2 em estudos in vitro. A irradiação de superfícies de esmalte com um laser de CO_2 de baixa energia resultou em taxas de inibição de cáries entre 70-85%.

Efeitos preventivos da cárie

Hsu et al. registaram uma redução significativa da solubilidade do esmalte após a irradiação com laser de CO_2 e referiram que existia um sinergismo significativo entre esse laser e uma solução de fluoreto de 0,2 ppm. O tratamento combinado de laser e flúor levou a uma redução de 98% na perda mineral. Noutro estudo, Flaitz et al. demonstraram que a combinação de fluoreto de fosfato acidulado com irradiação laser de árgon resultou numa redução de 50% na profundidade da lesão em comparação com lesões de controlo que não receberam qualquer tratamento.

Apesar de vários estudos terem investigado o efeito de diferentes tipos de lasers utilizados isoladamente ou em conjunto com a aplicação tópica de flúor nos tecidos duros dentários, há ainda algumas questões a investigar. Continua a não ser claro, por exemplo, se a aplicação tópica de flúor é melhor efectuada antes ou depois da irradiação do esmalte dentário, ou que tipo de laser é mais eficaz na prevenção da cárie dentária. Estes lasers têm comprimentos de onda diferentes e interagem de forma diferente com a estrutura dentária.

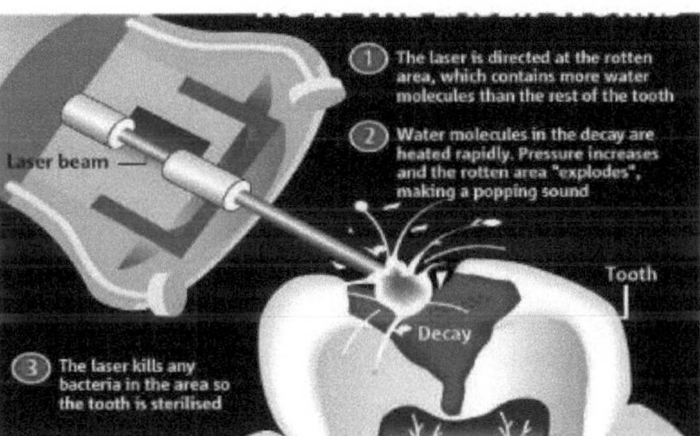

Figure 32. Mecanismo de ação do laser

Estas diferenças podem afetar a absorção de flúor no esmalte dentário. Se a irradiação laser alterar a superfície do esmalte de determinadas formas, isto pode aumentar ou reduzir a absorção e retenção de flúor. Dependendo destes resultados, a sequência do tratamento tópico com flúor torna-se importante para uma absorção óptima do flúor. Um estudo comparou um laser Nd:YAG com um laser de CO2 no que respeita ao seu efeito na solubilidade e desmineralização do esmalte após um desafio ácido. No entanto, ainda é necessária mais investigação para comparar estes lasers isoladamente ou combinados com a aplicação tópica de flúor para determinar os melhores protocolos para a proteção da superfície do esmalte contra o desafio ácido.

Embora alguns estudos tenham demonstrado o potencial efeito preventivo da irradiação laser no esmalte sólido, o efeito da irradiação nas lesões de manchas brancas ainda não é claro. Os efeitos da irradiação de superfícies de esmalte desmineralizado juntamente com a utilização de aplicação tópica de flúor também não são claros e é necessário realizar mais investigação nesta área.

Os lasers podem induzir alterações cristalográficas no esmalte, aumentando efetivamente a sua resistência aos ácidos e inibindo significativamente o desenvolvimento e a progressão das cáries. A utilização do laser provou ser uma ferramenta eficaz para aumentar a eficiência, a especificidade, a facilidade, o custo e o conforto do tratamento dentário. Os lasers para tecidos duros, como o LiteTouch Er:YAG, têm muitas aplicações clínicas. Estas incluem a remoção de cáries sem anestesia e a remoção conservadora de compósitos antigos ou resina ortodôntica. Isto preserva uma estrutura dentária mais natural, aumentando o prognóstico a longo prazo do dente. Uma vez que a peça de mão laser é semelhante a uma peça de mão dentária tradicional, a sua incorporação na prática tem uma curva de aprendizagem curta e fácil.

Materiais de restauração

Os materiais libertadores de flúor utilizados em dentisteria restauradora são os ionómeros de vidro, os compómeros e os giómeros.

Ionómeros de vidro

Verificou-se que o flúor libertado de uma restauração de ionómero de vidro é incorporado no esmalte dentário adjacente e na saliva. Observou-se que o flúor libertado dos materiais de restauração tem uma zona efectiva de cerca de 1 mm a partir da margem da restauração. Os ionómeros de vidro também se incorporam nas bactérias, inibindo assim a produção de ácido bacteriano. Comparando a sua capacidade de libertação de flúor, os ionómeros de vidro convencionais libertam comparativamente grandes quantidades de flúor em comparação com os ionómeros de vidro modificados com resina. Verificou-se que a concentração salivar de fluoreto permanece elevada até 1 ano após a colocação de restaurações de ionómero de vidro (0,3 ppm após a colocação e 0,04 ppm 1 ano depois). Perrin et al relataram que a maior libertação de flúor do ionómero de vidro ocorreu no primeiro dia, seguida de uma diminuição acentuada no segundo dia, e diminuindo gradualmente ao longo de 3 semanas para um nível baixo, libertação a longo prazo. Observaram ainda uma libertação de flúor de pelo menos 0,5 ppm mesmo após 1 ano.

Alguns estudos relataram uma "explosão" de libertação de flúor, com uma libertação precoce elevada durante 1 a 2 dias, seguida de um rápido declínio. A colocação de um revestimento de superfície adesivo ou protetor na restauração de ionómero de vidro como passo final após o acabamento é uma prática de rotina. Este revestimento pode atrasar a libertação de flúor e a subsequente absorção até que a abrasão remova o revestimento. Burkett et al e McKnight-Hanes e Whitford relataram que o envernizamento de amostras de ionómero de vidro diminuiu a libertação de flúor em 61% a 76%. A quantidade de libertação de flúor também depende e é diretamente proporcional à área de superfície da restauração. O ionómero de vidro (convencional e modificado por resina) e os compómeros podem ser recarregados a partir de fontes externas, como a aplicação tópica de flúor.[60] Verificou-se que os ionómeros de vidro convencionais e modificados por resina têm taxas de libertação e recarga de flúor semelhantes.

A libertação de flúor deve ser mantida em cerca de 2 a 3 μg/mL/dia para uma remineralização eficaz, e isto pode ser conseguido através da recarga de flúor. Os ionómeros de vidro convencionais e modificados por resina demonstraram a maior capacidade de recarga de flúor; no entanto, os compósitos à base de resina libertadores de flúor não libertam qualquer flúor adicional após serem expostos a uma solução rica em flúor.

Os compómeros têm uma capacidade de recarga intermédia entre os ionómeros de vidro modificados por resina e os compósitos de resina. A capacidade de recarga destes materiais pode dever-se às microporosidades presentes nos ionómeros de vidro convencionais e modificados por resina.[63] Os fluoretos tópicos constituem a principal fonte de recarga destes materiais de restauração, que depende do pH do agente fluoretado. As soluções tópicas ácidas de fluoreto encontradas nas soluções de fluoreto de fosfato acidulado e outras preparações de fluoreto acidificado causam a degradação dos materiais de ionómero de vidro e devem, por isso, ser evitadas. Os ionómeros de vidro modificados por resina são mais resistentes à degradação da superfície do que o ionómero de vidro convencional, mas continuam a degradar-se quando expostos a ácidos.[65]

Compomidores

Os Compomers contêm monómeros modificados com poliácidos e vidros de silicato que libertam flúor e são formulados sem água. São utilizados para restaurações em áreas de baixa tensão e para pacientes com risco médio de desenvolver cáries, ou quando se utiliza a técnica de sanduíche. Os compómeros libertam flúor através de um mecanismo semelhante ao dos ionómeros de vidro e híbridos, mas a quantidade de flúor libertada e a sua duração são inferiores às dos ionómeros de vidro e híbridos. Além disso, os compómeros não recarregam com os tratamentos com flúor. [66]

Giomers

As restaurações Giomer são uma hibridação de ionómero de vidro e compósito de resina.[49] Têm as propriedades de libertação de flúor e de recarga dos cimentos de ionómero de vidro, juntamente com a excelente estética, a facilidade de polimento e a resistência dos compósitos de resina. Yap et al descobriram que, embora o giómero libertasse fluoreto, não tinha uma libertação inicial do tipo "explosão" como os ionómeros de vidro. A sua libertação de fluoreto a longo prazo é inferior à dos outros materiais.[68]

<u>**Selantes de fossas e fissuras**</u>

Os selantes de fossas e fissuras são materiais utilizados em medicina dentária preventiva que proporcionam uma barreira mecânica contra o alojamento de bactérias em fossas e fissuras profundas. Os selantes disponíveis são à base de resina ou de ionómero de vidro. Uma vez que os selantes à base de resina não libertam flúor, os selantes de ionómero de vidro são mais eficazes na prevenção de cáries. A adição de agentes remineralizantes, tais como fluoretos e CCP-ACP, pode aumentar ainda mais a remineralização. Os fluoretos são incorporados nas cargas (vidro de fluoreto de estrôncio-aluminossilicato) dos selantes. A libertação de fluoreto ocorre através de hidrólise e difusão externa e interna.

A adição de ACP aos selantes de resina tornou-os comparáveis aos selantes à base de ionómero de vidro. Meyers e Eanes demonstraram que a solubilidade do ACP permite-lhe libertar níveis supersaturantes de iões de cálcio e fosfato numa proporção favorável à formação de hidroxiapatite. Os selantes que contêm ACP têm uma maior capacidade de remineralização, com tendência para remineralizar lesões subsuperficiais do esmalte.[69,70]

Dentifrícios

Os dentífricos são um dos métodos mais práticos para administrar agentes remineralizantes. O flúor é um dos agentes remineralizantes mais comummente utilizados. Para obter núcleos de prisma densamente preenchidos, a qualidade da remineralização após a utilização de dentífrico com flúor foi considerada superior em comparação com o enxaguamento com flúor.[71] O flúor nos dentífricos pode estar disponível como produtos com uma única fonte de flúor (fluoreto de sódio [NaF], fluoreto estanoso [SnF2], fluoreto de amina [AmF] ou monofluorofosfato de sódio [NaMFP]) ou produtos com duas fontes de flúor ativo (NaF + monofluorofosfato de sódio [SMFP], AmF + SnF2).

Diz-se que os produtos que contêm NaMFP fornecem o nível mais elevado de fluoreto em comparação com os outros. Verifica-se que a adição de xilitol (5%) a um dentífrico com flúor (500 ppm) melhora a remineralização em comparação com o flúor isolado. Uma tendência recente é a incorporação de CCP-ACP juntamente com o flúor, que se verificou ter um efeito aditivo. Burwell e Muscle descobriram que a CCP-ACP forneceu condições sustentadas para a remineralização quando usada num dentifrício. Além disso, verificou-se que a utilização de uma pasta dentífrica fluoretada com NaF a 1500 ppm é mais eficaz no processo de remineralização do que a utilização de um elixir bucal com NaF a 50 ppm.[71]

Gomas de mascar

As gomas de mascar são um método eficaz de prevenção das cáries. Quando mastigadas durante longos períodos de tempo, estimulam a saliva e têm um efeito de lavagem dos detritos. Também podem ser utilizadas para transportar a Educação Contínua.

Agentes como o flúor e o CPP-ACP são adicionados para melhorar o potencial anticárie das gomas de mascar. Considera-se que a goma-arábica, que é o principal ingrediente da goma de mascar, tem a capacidade de aumentar a remineralização, provavelmente devido à sua elevada concentração de cálcio (Ca^{2+}). Verificou-se que mascar pastilha elástica durante cerca de 30 minutos após as refeições e os lanches ajudou consideravelmente na remineralização. O xilitol é o adoçante mais comum utilizado como substituto do açúcar nas pastilhas elásticas, seguido do sorbitol.

Verificou-se que a adição de CPP-ACP juntamente com xilitol produziu uma remineralização superior. Cai et al verificaram que o CPP-ACP produziu uma melhor remineralização mesmo na presença de ácido cítrico, o que significa que o CPP-ACP pode ser utilizado para promover a remineralização na presença de um ambiente ácido. Também foi observado que o efeito do xilitol juntamente com o lactato de cálcio melhorou a remineralização.[74]

<u>Pastas, enxaguamentos e fio dentário</u>

As pastas utilizadas para a remineralização contêm componentes que realizam cálcio e fosfato (por exemplo, CCP-ACP) com ou sem flúor. As pastas comerciais que contêm CPP são concebidas para aplicação profissional, bem como para aplicação em casa supervisionada por profissionais. Podem ser aplicadas através de copo profilático, moldeira personalizada, escova de dentes ou ponta do dedo. A utilização de CPP-ACP juntamente com dentífrico contendo flúor provou ser benéfica na redução da desmineralização à volta dos brackets ortodônticos e na remineralização das manchas brancas causadas pela desmineralização. Agentes remineralizantes como o flúor, NovaMin, etc., podem também ser adicionados à pasta profiláctica para benefício adicional.

Recentemente, foi introduzida uma pasta inovadora que contém um ingrediente de fosfato tricálcico que contém flúor juntamente com cálcio e fosfato com uma barreira protetora à volta do cálcio que inibe a sua reação com iões de flúor. À medida que a pasta de dentes entra em contacto com a saliva durante a escovagem, a barreira quebra-se e torna o cálcio, o fosfato e o flúor prontamente disponíveis para o dente, promovendo a remineralização.

Os elixires bucais são veículos utilizados para transportar vários medicamentos para as áreas da dentição que são difíceis de escovar. Num estudo realizado por Reynolds et al, um elixir bucal contendo CPP-ACP e flúor demonstrou aumentar a absorção de flúor na placa bacteriana.

O fio dentário é um complemento importante para fornecer flúor às áreas interproximais dos dentes. Estudos demonstraram que o flúor pode ser libertado a partir do uso de fio dentário impregnado com SnF_2 , elevando os níveis de flúor salivar durante pelo menos 30 minutos. Assim, a utilização de fio dentário contendo flúor é uma opção alternativa para a administração de flúor a indivíduos em risco de cárie dentária.[77]

Midiversos Agents

Extrato de iogurte

As proteínas do leite inibem a desmineralização do esmalte ao serem adsorvidas na superfície do esmalte. As enzimas do leite também desempenham um papel na diminuição do crescimento de bactérias cariogénicas. Com um pH ácido, os iões de cálcio são libertados do iogurte, ajudando assim a remineralizar o esmalte. O extrato de iogurte foi eficaz na inibição da desmineralização do esmalte.[26] Além disso, o extrato de iogurte aumenta a secreção de saliva, o que pode contribuir para as suas propriedades remineralizantes.[27]

Extrato de folhas de Psidium Cattleianum

O Psidium cattleianum é também conhecido como goiaba morango. Os principais agentes activos presentes no P.cattleianum são os flavonóides. Estes flavonóides (predominantemente kaempferol, quercetina e cianidina) e o tanino (ácido elágico) possuem atividade antibacteriana. Estes extractos de folhas não contêm quantidades detectáveis de cálcio, fosfato ou fluoreto. O extrato de folhas de P. cattleianum actua inibindo a expressão proteica relacionada com o metabolismo geral, especialmente o metabolismo dos hidratos de carbono dos biofilmes de S. mutans. Como resultado, as proteínas associadas à membrana, como as glicosiltransferases, também são inibidas. Brighenti et al realizaram um estudo e concluíram que o Psidium cattleianum ajuda na remineralização do esmalte in situ.[24] Os extractos aquosos de Psidium cattleianum melhoram a remineralização do esmalte através do aumento da microdureza.[23]

Hesperidina

A hesperidina é um flavanoneglucósido e foi isolada pela primeira vez por Lebreton a partir da parte interna branca das cascas dos citrinos. Actua ao interagir com a matriz de colagénio e induz a remineralização. Isto resulta na estabilidade da matriz de colagénio e promove a remineralização, uma vez que a matriz de colagénio actua como um andaime para a deposição de minerais.[22]

Referências

1. Kalra DD, Kalra RD, Kini PV, Allama Prabhu CR. Remineralização sem flúor: Uma revisão baseada em evidências das tecnologias contemporâneas. J Dent Allied Sci 2014; 3:24-33.
2. Walsh LJ. Tecnologias contemporâneas para terapias de remineralização: Uma revisão. Odontologia Internacional Sa;11(6)
3. Chole D, Jadhav Y, Kundoor S, Bakle S, Devagirkar A, Deshpande R. Agentes Remineralizadores: Terapia Minimamente Invasiva Uma Revisão. IOSR Journal of Dental and Medical Sciences 2016 Feb;15(2)64-68
4. Goswami M, Saha S1, Chaitra TR. Últimos desenvolvimentos em tecnologias de remineralização não fluoretadas. Jornal da sociedade indiana de pedodontia e odontologia preventiva 2012 Jan - Mar;30(1)
5. Naveena Preethi P, Nagarathana C e Sakunthala BK. Agente remineralizante - então e agora - uma atualização. Odontologia 2014;4(9)
6. Hemagaran G, Neelakantan P. Remineralização da estrutura do dente - O futuro da odontologia. junho de 2014;6(2):487-493.
7. Axelsson Per. Materiais Preventivos. Volume 4. Suécia: Quintessence Publishing Co; 2004.
8. Wefel JS, Harless JD. A utilização de DCPD saturado na remineralização de lesões de cárie artificiais in vitro. J Dent Res. 1987 Nov;66(11):1640-3.
9. Skallevold HE, Rokaya D, Khurshid Z, Zafar MS. Aplicações de vidro bioativo em odontologia. Int J Mol Sci. 2019 Nov 27;20(23):5960.
10. Taha, A.A.; Patel, M.P.; Hill, R.G.; Fleming, P.S. O efeito dos óculos na remineralização do esmalte: Uma revisão sistemática. J. Dent. 2017, 67, 9-17.
11. Arifa MK, Ephraim R, et al. Avanços Recentes na Remineralização de Tecidos Duros Dentários: Uma Revisão da Literatura. Int J Clin Pediatr Dent 2019;12(2):139-144.
12. Rao A, Malhotra N. O papel dos agentes remineralizadores em medicina dentária: uma revisão. Compend Contin Educ Dent. 2011 Jul-Ago;32(6):26-33.
13. Rakesh Mittal, Nikhil Relhan, Tanya Tangri. Agentes Remineralizadores: Uma revisão abrangente. Int J Clin Prev Dent 2017;13(1):1-4
14. Shazeena Qaiser1, Darshana D, Mithra N. Hegde. Jornal de Investigação de Ciências Farmacêuticas, Biológicas e Químicas

Agentes Remineralizadores: An Updated Review Journal of Pharmaceutica, Biological and Chemical Sciences 2020;11(1):181-188

15. Gurunathan D, Somasundaram S, Kumar S. Fosfopeptídeo de caseína - fosfato de cálcio amorfo: um agente remineralizante do esmalte. Aust Dent J. 2012 Dec;57(4):404-8.

16. Soben Peter. Essentials of preventive and community dentistry (Fundamentos da medicina dentária preventiva e comunitária). Quarta edição. junho de 2009. Editora Arya (Medi)

17. Nayak PA, Nayak UA, Khandelwal V. The effect of xylitol on dental caries and oral flora. Clin Cosmet Investig Dent. 2014 Nov 10; 6:89-94.

18. Maguire A, Rugg-Gunn AJ. Xilitol e prevenção de cáries - é uma bala mágica? Br Dent J. 2003 Apr 26;194(8):429-36. Revisão.

19. Burt BA. The use of sorbitol- and xylitol-sweetened chewing gum in caries control. J Am Dent Assoc. 2006 Feb;137(2):190-6. Revisão. Erratum in: J Am Dent Assoc. 2006 Apr;137(4):447

20. Amaechi BT. Terapias de remineralização para lesões iniciais de cárie. Curr Oral Health Rep. 2015; 2(2):95-101.

21. Zhao W, Xie Q, Bedran-Russo AK, Pan S, Ling J, Wu CD. O efeito preventivo do extrato de semente de uva na progressão da cárie do esmalte artificial num modelo de cárie induzida por biofilme microbiano. J Dent. 2014; 42(8):1010- 8.

22. Crivelaro de Menezes TE, Botazzo Delbem AC, Lourenção Brighenti F, Cláudia Okamoto A, GaettiJardim E Jr. Eficácia protetora dos extratos aquosos de Psidium cattleianum e Myracrodruon urundeuva contra o desenvolvimento de cárie em ratos. Pharm Biol. 2010;48(3):300- 5.

23. Brighenti FL, Gaetti-Jardum E Jr, Danelon M, Delbem AC. Efeito do extrato da folha de psidium cattleianum na desmineralização do esmalte e na composição do biofilme dental in situ. Arch Oral Biol. 2012; 57(8):1034-40.

24. Murugesh J, Annigeri RG, Raheel SA, Azzeghaiby S, Alshehri M, Kujan O. Effect of yogurt and pH equivalent lemon juice on salivary flow rate in healthy volunteers - An experimental crossover study. Interv Med Appl Sci. 2015; 7(4):147-51.

25. Epasinghe D, Yiu C, et al. Efeito sinérgico da proantocianidina e CPP-ACFP na remineralização de cáries radiculares artificiais. Aust Dent J. 2015; 60(4):463-70. 29.

26. McDougall WA. Efeito do leite na desmineralização e remineralização do esmalte in vitro. Caries Res. 1977; 11:166-72. 30.

27. Varghese L, Varughese JM, Varghese NO. Efeito inibitório do extrato de iogurte na desmineralização do esmalte dentário - um estudo in vitro. Oral Health Prev Dent. 2013; 11(4):369-74

28. Stock M. Dispositivo dentário promete reparação de dentes sem dor; 2015. Disponível em: http://www.reuters.com/article/us-dental-device-idUSKCN0QU21C20150825. Acessado em 23 de junho de 2016.

29. Zhang X, Deng X, et al. Remineralising Nanomaterials for Minimally Invasive Dentistry (Nanomateriais Remineralizantes para Dentisteria Minimamente Invasiva). Capítulo Nanotecnologia em Endodontia: Aplicações clínicas actuais e potenciais. Suíça: Springer International Publishing; 2015;173-193.

30. Sheng X-Y, Gong W-Y, et al. Formação de minerais na dentina induzida por vidro nano-bioativo. CCL 2016;27(9):1509-1514.

31. Chen L. Biomimetic remineralisation of human enamel in the presence of polyamidoamine dendrimers in vitro (Remineralização biomimética do esmalte humano na presença de dendrímeros de poliamidoamina in vitro). Caries Res 2015; 49:282-290.

32. Amaechi BT, Porteous N, et al. Remineralização de lesões de esmalte artificial pela teobromina. Caries Res 2013; 47:399-405. DOI: 10.1159/000348589.

33. Syafira G, Permatasari R, et al. Efeitos da teobromina na microdureza da superfície do esmalte: in vitro. J Dent Indones 2012;19(2):32-36.

34. Nasution A, Zawill C. A comparação da dureza do esmalte entre a aplicação de flúor e teobromina. Int J Contemp Dent Med Rev 2014; 031214.

35. Cheng X, Xu P, et al. A arginina promove a absorção de flúor em lesões cariosas artificiais in vitro. Aust Dent J 2015;60(1):104-111.

36. Bennett T, van AC, et al. Fluoretos e sistemas de remineralização sem fluoretos. Monogr Oral Sci 2013; 23:15-26. DOI: 10.1159/000350458.

37. Sun M, Wu N, Chen H: Mineralização rápida assistida por laser do esmalte dentário humano. Sci Rep 2017; 7:9611.

38. Chen L, Liang K, Li J, Wu D, Zhou X, Li J: Regeneração de hidroxiapatite biomimética em esmalte humano gravado por modelo PAMAM aniónico in vitro. Arch Oral Biol 2013; 58:975-980.

39. Ruan Q, Moradian-Oldak J: Amelogenina e biomimética do esmalte. J Mater Chem B 2015;3: 3112-3129.

40. Prajapati S, Ruan Q, Mukherjee K, Nutt S, Moradian-Oldak J: A presença de MMP-20 reforça o crescimento biomimético do esmalte. J Dent Res 2018; 97:84-90.

41. Bagheri GH, Sadr A, Espigares J, Hariri I, Nakashima S, Hamba H, Shafiei F, Moztarzadeh F, Tagami J: Estudo sobre a influência do péptido de leucinerich amelogenin (LRAP) na

remineralização de defeitos de esmalte através de tomografia computorizada de raios X de microfoco e nanoindentação. Biomed Mater 2015; 10: 035007.

42. Le Norcy E, Kwak SY, Wiedemann-Bidlack FB, Beniash E, Yamakoshi Y, Simmer JP, Margolis HC: Os péptidos de amelogenina ricos em leucina regulam a mineralização in vitro. J Dent Res 2011; 90:1091-1097.

43. Yang Y, Lv XP, Shi W, Li JY, Li DX, Zhou XD, Zhang LL: Remineralização promovida por 8DSS de cáries iniciais do esmalte in vitro. J Dent Res 2014; 93:520-524.

44. Chung HY, Li CC, Hsu CC: Caracterização dos efeitos do péptido 3DSS no esmalte remineralizado em saliva artificial. J Mech Behav Biomed Mater 2012; 6:74-79.

45. Hsu CC, Chung HY, Yang JM, Shi W, Wu B: Influência do péptido 8DSS no comportamento nano-mecânico do esmalte humano. J Dent Res 2011; 90:88-92.

46. George A, Bannon L, Sabsay B, Dillon JW, Malone J, Veis A, Jenkins NA, Gilbert DJ, Copeland NG: O domínio carboxil-terminal da fosforina contém sequências únicas de repetição de aminoácidos triplet estendidos que formam cristas ordenadas de interação carboxil-fosfato que podem ser essenciais no processo de biomineralização. J Biol Chem 1996; 271:32869-328.

47. Yarbrough DK, Hagerman E, Eckert R, He J, Choi H, Cao N, Le K, Hedger J, Qi F, Anderson M, Rutherford B, Wu B, Tetradis S, Shi W: Ligação específica e mineralização de superfícies calcificadas por pequenos péptidos. Calcif Tissue Int 2010; 86:58-66.

48. Alkilzy M, Tarabaih A, Santamaria RM, Splieth CH: Peptídeo de auto-montagem P11-4 e flúor para regenerar o esmalte. J Dent Res 2018b; 97:148-154.

49. Moradian-Oldak J: Mineralização do esmalte mediada por proteínas. Front Biosci (Landmark Ed) 2012; 17:1996-2023.

50. Schlee M, Schad T, Koch JH, Cattin PC, Rathe F: Desempenho clínico do péptido auto-montante P11-4 no tratamento de lesões cariosas proximais iniciais: uma série de casos baseada na prática. J Investig Clin Dent 2018;9: e12286.

51. Brunton PA, Davies RP, Burke JL, Smith A, Aggeli A, Brookes SJ, Kirkham J: Tratamento de lesões precoces de cárie utilizando péptidos biomiméticos de auto-montagem - um ensaio clínico de segurança. Br Dent J 2013;215: E6.

52. Sousa J, Carvalho RG, Barbosa-Martins LF, Tersariol IL, Nascimento FD, Puppin-Rontani RM: O peptídeo P11-4 atua como nucleador da formação de cristais de hidroxiapatita. J Dent Res 2017; 96:3297.

53. Schmidlin P, Zobrist K, Attin T, Wegehaupt F: Reendurecimento in vitro de lesões artificiais de cárie de esmalte

utilizando proteínas da matriz do esmalte ou péptidos auto-montáveis. J Appl Oral Sci 2016;24: 31-36.

54. Takahashi F, Kurokawa H, Shibasaki S, Kawamoto R, Murayama R, Miyazaki M: Avaliação ultra-sónica dos efeitos de andaimes de péptidos de auto-montagem na prevenção da desmineralização do esmalte. Ata Odontol Scand 2016;74: 142-147.
55. Kind L, Stevanovic S, Wuttig S, Wimberger S, Hofer J, Muller B, Pieles U: Remineralização biomimética de lesões cariosas por peptídeo auto-montável. J Dent Res 2017; 96:790-797.
56. Kirkham J, Firth A, Vernals D, Boden N, Robinson C, Shore RC, Brookes SJ, Aggeli A: Scaffolds de péptidos auto-montáveis promovem a remineralização do esmalte. J Dent Res 2007; 86:426-430.
57. Pitts NB, Wright JP: Reminova e EAER: mantendo o esmalte inteiro através da remineralização da cárie. Adv Dent Res 2018; 29:48-54.
58. Philip N. Sistemas de Remineralização do Esmalte de última geração: A Próxima Fronteira na Gestão da Cárie. Caries Res. 2019;53(3):284-295
59. Nogales CG, Ferrari PH, Kantorovich EO, Lage-Marques JL. Ozonoterapia em medicina e odontologia. J Contemp Dent Pract. 2008;9(4):75-84.
60. Damen JJ, Buijs MJ, ten Cate JM. Absorção e libertação de flúor pelo cimento de ionómero de vidro revestido a saliva. Caries Res. 1996;30(6): 454-457. 43.
61. Diaz-Arnold AM, Holmes DC, Wistrom DW, Swift EJ Jr. Libertação/absorção de fluoreto a curto prazo de restaurações de ionómero de vidro. Dent Mater. 1995;11(2):96-101.
62. Niessen LC, Gibson G. Oral health for a lifetime: preventive strategies for the older adult. Quintessence Int. 1997;28(9):626-630.
63. Summit JB, Robbins WJ, Schwartz RS. Fundamentos de Dentisteria Operatória. Uma Abordagem Contemporânea. 2ª ed., Chicago, IL. Chicago, IL: Quintessence Publishing; 2001;377-385.
64. Ionómeros de vidro Ted. J Dent Res. 1995; 74:108.
65. Diaz-Arnold AM, Wistrom DW, Swift EJ Jr. Fluoreto tópico e microdureza do ionómero de vidro. Am J Dent. 1995;8(3):134-136.
66. Ruse ND. O que é um "compómero"? J Can Dent Assoc. 1999;65(9):500-504.
67. Gordan VV, Mondragon E, Watson RE, et al. Uma avaliação clínica de um primário autocondicionante e de um material de restauração de giómero: resultados após oito anos. J Am Dent Assoc. 2007;138(5):621-627. 50.

68.   Yap AU, Tham SY, Zhu LY, Lee HK. Libertação de flúor a curto prazo de vários materiais de restauração estética. Oper Dent. 2002;27(3):259-265.

69.   Kouzmina E, Smirnova T, Pazdnikova N. Um estudo clínico de um ano sobre a eficácia de um selante de fossas e fissuras contendo vidro bioativo. Oral Health and Dental Management in the Black Sea Countries (Saúde Oral e Gestão Dentária nos Países do Mar Negro). 2009;8(1):7-12.

70.   Skrtic D, Hailer AW, Takagi S, et al. Avaliação quantitativa da eficácia dos compósitos de fosfato de cálcio amorfo/metacrilato na remineralização de lesões semelhantes a cáries produzidas artificialmente em esmalte bovino. J Dent Res. 1996; 75(9):1679-1686.

71.   Gupta K, Tewari A, Sahni A, et al. Remineralizing efficacy of a mineral enriched mouth rinse and fluoridated dentifrice on artificial carious lesions: an in vivo scanning electron microscopic study. J Indian Soc Pedod Prev Dent. 1998;16(3):67-71.

72.   Kashket S, Yaskell T, Lopez LR. Prevenção da desmineralização do esmalte dentário induzida pela sacarose através da pastilha elástica de sorbitol. J Dent Res. 1989;68(3):460-462.

73.   Manning RH, Edgar WM. Salivary stimulation by chewing gum and its role in the remineralization of caries-like lesions in human enamel in situ. J Clin Dent. 1992;3(3):71-

74.   Reynolds EC. Remineralização de lesões subsuperficiais do esmalte por soluções de fosfato de cálcio estabilizadas com fosfopeptídeo de caseína. J Dent Res. 1997;76(9):1587-1595.

75.   Reynolds EC, Cain CJ, Webber FL, et al. Anticariogenicidade dos complexos de fosfato de cálcio de fosfopeptídeos de caseína trípticos no rato. J Dent Res. 1995;74(6):1272-1279.

76.   Flatt CC, Warren-Morris D, Turner SD, Chan JT. Effects of a stannous fluoride- impregnated dental floss on in vivo salivary fluoride levels. J Dent Hyg. 2008;82(2):19.

77.   Aas JA, Griffen AL, Dardis SR, Lee AM, Olsen I, et al. (2008) Bactérias de cáries dentárias em dentes decíduos e permanentes em crianças e jovens adultos. J Clin Microbiol 46: 1407-1417.

78.   Dawes C, Dibdin GH (2001) Concentrações salivares de ureia libertadas de uma pastilha elástica que contém ureia e como estas afectam o conteúdo de ureia das placas estabilizadas com gel e o seu pH após exposição à sacarose. Caries Res 35: 344-353.

79.   Dibdin GH, Dawes C (1998) Um modelo matemático da influência da ureia salivar no pH da placa dentária em jejum e nas alterações que ocorrem durante um desafio cariogénico. Caries Res 32: 70-74.

80. Kleinberg I (1967) Efeito da concentração de ureia nos níveis de pH da placa bacteriana humana in situ. Arch Oral Biol 12: 1475-1484.

81. Burne RA, Marquis RE (2000) Alkali production by oral bacteria and protection against dental caries. FEMS Microbiol Lett 193: 1-6.

82. Van Wuyckhuyse BC, Perinpanayagam HE, Bevacqua D, Raubertas RF, Billings RJ, et al. Associação das concentrações de arginina e lisina livres na saliva da parótida humana com a experiência de cárie. J Dent Res 1995;74: 686-690.

83. Tanboga I, Çaglar E, Kargul B. Campanha de consumo de alimentos probióticos em crianças turcas, perspectivas orais "Probióticos para o seu filho". Int J Pediatr Dent. 2003;13: 59-64.

84. Caglar E, Holcombh, Kargul B, Tanboga I. Papel da bacterioterapia e dos probióticos na saúde oral. Oral Dis 2005; 11: 131-137.

85. Milgrom P, Ly KA, Tut OK, Mancl L, Roberts MC, et al. Xarope oral tópico pediátrico de xilitol para prevenir cáries dentárias: um ensaio clínico aleatório duplamente cego de eficácia. Arch Pediatr Adolesc Med. 2009;163: 601-607.

86. Sansriti Tiwari, Alok Avinash, Shashank Katiyar, A. Aarthi Iyer, Suyog Jain. Aplicações dentárias da terapia do ozono: Uma revisão da literatura. Jornal Saudita de Investigação Dentária 2017; 8:105-111

87. Pattanaik B, Jetwa D, Pattanaik S, Manglekar S, Naitam DN, Dani A. Ozonoterapia dentária: Uma revisão da literatura. J Interdiscip Dentistry 2011; 1:87-92.

88. Almaz ME, So"nmez I, Ozonoterapia no tratamento e prevenção de cáries. Jornal da Associação Médica de Formosan. 2013; 06: 020

89. Yashar Rezaei, Hossein Bagheri, Maryam E. Effects of Laser Irradiation on Caries Prevention (Efeitos da Irradiação Laser na Prevenção da Cárie). Jornal de Lasers em Ciências Médicas. 2011; 2:4.

90. Memarpour M, Soltanimehr E, Sattarahmady N. Efficacy of calcium- and fluoride containing materials for the remineralization of primary teeth with early enamel lesion, Microsc res tech. 2015 Sep; 78 (9): 801- 6

91. Reynolds EC, Cai F, Shen P, Walker GD. Retenção na placa bacteriana e remineralização da lesão do esmalte por várias formas de cálcio no enxaguamento bucal de pastilhas elásticas sem açúcar. J DentRes. 2003 março; 82 (3): 206- 11

92. Morgan MV, Adams GG, Bailey DL, Tsao CE, FischmanSL, Reynolds EC. O efeito anticariogénico da goma de mascar sem açúcar contendo nanocomplexos CPP-ACP na cárie aproximada,

determinado através de radiografia digital bitewing. Caries Res. 2008; 42 (3): 171- 84

93. Iijima Y, cai F, Shen P, Walker G, Reynolds C, Reynold EC. Resistência ácida das lesões subsuperficiais do esmalte remineralizadas por uma pastilha elástica sem açúcar contendo fosfopéptido de caseína - fosfato de cálcio amorfo. Caries Res. 2004; 38(6):551- 6

94. Shen P, Cai F, Nowicki A, Vincent J, Reynolds EC. Remineralização de lesões subsuperficiais do esmalte por pastilha elástica sem açúcar contendo fosfopeptídeo de caseína - fosfato de cálcio amorfo. J Dent Res. 2001 Dec;80(12):2066-70.

95. Van der Hoeven JS schaeken MJ, Creugers TJ. Efeito de um elixir bucal contendo lactato de cálcio na formação e mineralização da placa dentária. Caries res. 1989; 23 (3) 146-50.

96. Suda R, Suzuki T, Takiguchi R, Egawa K, Sano T, hasegawa K. O efeito da adição de lactatos de cálcio à pastilha elástica de xilitol na remineralização de lesões de esmalte. Caries Res, 2006; 40 (1): 43- 46.

97. Borges AB, Scaramucci T, Lippert F, Zero DT, Hara AT. Proteção à erosão por enxaguatórios de lactato de cálcio/fluoreto de sódio sob diferentes fluxos salivares in vitro. Caries Res. 2014; 48 (3): 193- 9

98. Shobha Tandon. Textbook of Pedodontics. 2ª edição, Paras, 2009; Capítulo 24- Manutenção da higiene oral doméstica para crianças. Página 249- 256

99. Bailey DL,AdamsGG,Tsao CE, Hyslop A, Escobar K, Manton DJ, et al. Regressão de lesões pós-ortodônticas por um creme remineralizante. J Dent Res 2009; 88:1148-1153.

100. Walker GD, Cai F, Shen P, Adams GG, Reynolds C, Reynolds EC. O fosfopeptídeo de caseína - fosfato de cálcio amorfo incorporado em confeções de açúcar inibe a progressão de lesões subsuperficiais do esmalte in situ. Caries Res 2010; 44:33-40.

101. Alaudin SS,Fontana M. Avaliação do Novamin como adjuvante do flúor para remineralização de cáries.Novamin Research reports;2006.

102. Ngo H C. Chemical exchange between glass-ionomer restorati and residual carious dentine in permanent molars:An in vivo study.Journal of Dentistry 2006;34:608-613.

103. Trairatvorakul C,Kangvansurakit N, Pathomburi J. Comparação in vitro de materiais remineralizantes auto-aplicados versus aplicados por profissionais. J Clin Pediatr Dent 2010;34(4):323- 8.

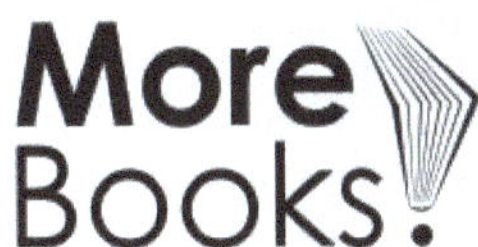

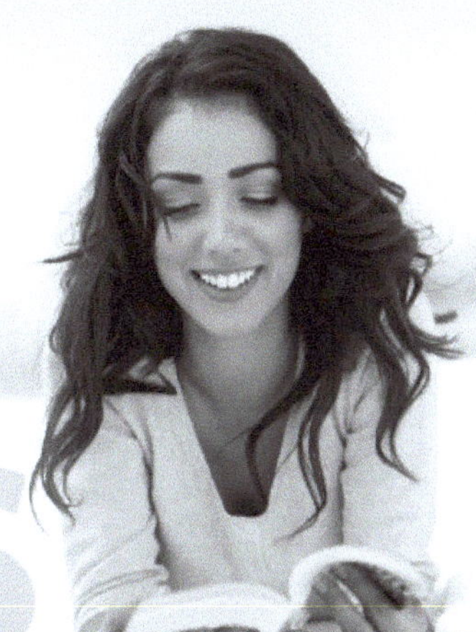

yes
I want morebooks!

Buy your books fast and straightforward online - at one of world's fastest growing online book stores! Environmentally sound due to Print-on-Demand technologies.

Buy your books online at
www.morebooks.shop

Compre os seus livros mais rápido e diretamente na internet, em uma das livrarias on-line com o maior crescimento no mundo! Produção que protege o meio ambiente através das tecnologias de impressão sob demanda.

Compre os seus livros on-line em
www.morebooks.shop

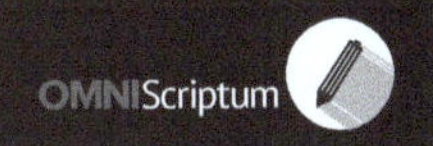

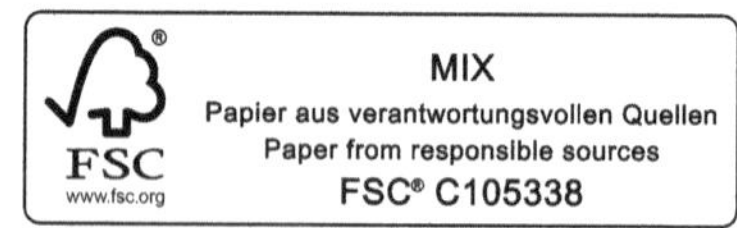

MIX
Papier aus verantwortungsvollen Quellen
Paper from responsible sources
FSC® C105338

Printed by Books on Demand GmbH, Norderstedt / Germany